便通異常症診療ガイドライン

2023

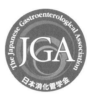

慢性便秘症

編集　日本消化管学会

協力学会：日本消化器病学会
　　　　　日本消化器内視鏡学会
　　　　　日本大腸肛門病学会

JN016906

南江堂

編集
日本消化管学会

協力学会
日本消化器病学会，日本消化器内視鏡学会，日本大腸肛門病学会

ガイドライン委員会

委員長	片岡　洋望	名古屋市立大学大学院医学研究科消化器・代謝内科学　（2022 年 2 月〜）
	春日井邦夫	愛知医科大学内科学講座消化管内科　（〜2022 年 2 月）
委員	磯本　　一	鳥取大学医学部機能病態内科学　（2023 年 2 月〜）
	小笠原尚高	愛知医科大学内科学講座消化管内科　（2022 年 2 月〜）
	加藤　智弘	東京慈恵会医科大学大学院消化器内科学/健康科学，総合健診・予防医学センター　（〜2022 年 2 月）
	小池　智幸	東北大学病院消化器内科　（2022 年 2 月〜）
	竹内　洋司	群馬大学医学部附属病院光学医療診療部　（2018 年 2 月〜）
	鶴岡ななえ	佐賀大学医学部内科学講座消化器内科　（2022 年 2 月〜）
	長沼　　誠	関西医科大学内科学第三講座　（2021 年 2 月〜）
	二神　生爾	日本医科大学武蔵小杉病院消化器内科　（〜2023 年 2 月）
	穂苅　量太	防衛医科大学校内科学（消化器内科）　（〜2022 年 2 月）
	水野　秀城	富山市立富山市民病院内視鏡内科　（2021 年 2 月〜）

ガイドライン小部会　便通異常症診療ガイドライン作成委員会　（2021 年 3 月設置）

委員長	伊原　栄吉	九州大学大学院医学研究院病態制御内科学
副委員長	眞部　紀明	川崎医科大学検査診断学（内視鏡・超音波）
委員	大久保秀則	さがみ林間病院消化器内科
	小笠原尚高	愛知医科大学内科学講座消化管内科
	荻野　治栄	九州大学大学院医学研究院消化器代謝学
	柿本　一城	大阪医科薬科大学第二内科
	金澤　　素	東北大学大学院医学系研究科心療内科学分野
	河原秀次郎	国立病院機構西埼玉中央病院外科
	草野　　央	北里大学医学部消化器内科
	栗林　志行	群馬大学大学院医学系研究科内科学講座消化器・肝臓内科学
	沢田　明也	大阪公立大学大学院医学研究科消化器内科学
	髙木　智久	京都府立医科大学附属病院消化器内科
	高野　正太	大腸肛門病センター高野病院大腸肛門機能診療センター
	富田　寿彦	兵庫医科大学内視鏡センター/消化器内科学講座
	野明　俊裕	社会医療法人社団高野会くるめ病院　（〜2023 年 2 月）
	北條麻理子	順天堂大学医学部消化器内科
	穂苅　量太	防衛医科大学校内科学（消化器内科）
	正岡　建洋	国際医療福祉大学医学部消化器内科学
	町田　智彦	三田市民病院外科

三澤　　昇	横浜市立大学大学院医学研究科肝胆膵消化器病学
三島　義之	島根大学医学部内科学講座（内科学第二）
矢島　　浩	八潮病院
山本さゆり	愛知医科大学総合診療医学講座/内科学講座消化管内科
山脇　博士	日本医科大学多摩永山病院消化器内科

評価委員会　（2022 年 2 月設置）

委員

安部　達也	くにもと病院
荒木　靖三	社会医療法人社団高野会くるめ病院
春日井邦夫	愛知医科大学内科学講座消化管内科
神谷　　武	名古屋市立大学大学院医学研究科次世代医療開発学
鳥居　　明	鳥居内科クリニック
中島　　淳	横浜市立大学大学院医学研究科肝胆膵消化器病学
中田　浩二	川村病院外科
福土　　審	東北大学大学院医学系研究科心療内科学分野
藤原　靖弘	大阪公立大学大学院医学研究科消化器内科学
三輪　洋人	川西市立総合医療センター

SR 協力者

鎌田　和浩	パナソニック健康保険組合松下記念病院消化器内科
田中　義将	九州大学大学院医学研究院病態制御内科学
保坂　浩子	群馬大学大学院医学系研究科内科学講座消化器・肝臓内科学

ガイドライン作成協力

文献検索　日本医学図書館協会

便通異常症診療ガイドライン刊行にあたって

　日本消化管学会では，これまで 2016 年に『食道運動障害診療指針』，2017 年に『大腸憩室症（憩室出血・憩室炎）ガイドライン』を上梓した．このたび，『便通異常症診療ガイドライン』を刊行することになった．『慢性便秘症診療ガイドライン 2017』は，2017 年に日本消化器病学会関連研究会 慢性便秘の診断・治療研究会編集で作成されていたが，新たに数種類の下剤が上市されたり，それらの薬剤の使用経験も増え，エビデンスがさらに追加されたこともあって，慢性便秘症診療ガイドラインの改訂の必要性を感じた．そこで，日本消化管学会は，日本消化器病学会を中心として，関係学会などと相談させていただき，慢性便秘症診療ガイドラインの改訂をさせていただくことになった．それと同時に，慢性下痢症についても様々な原因があり，その診断や治療についてどこまでわかってきたかを明らかにし，日常診療の指針になるような診療ガイドラインを作成することは非常に臨床に役立つと考え，慢性下痢症の診療ガイドラインも必要であろうと理事会，代議員会で決定したので，便秘と下痢を合わせて『便通異常症診療ガイドライン 2023』を作成することにいたった．

　今回のガイドライン策定委員・評価委員の選考に関しての特徴は，以下のような点である．一般社団法人日本消化管学会「医学研究の利益相反に関する指針」の細則の第 7 条（ガイドライン，治療指針等作成などにかかる COI 管理）に規定している内容に従った．すなわち，現在，多くの学術団体から公表されている診療ガイドラインや治療指針は，医薬品，医療機器の適正使用や治療の標準化を目指す医療現場では関心が高く，影響力の強い指針として用いられている．これらのガイドラインや指針の策定には，専門的知識や豊富な経験を持つ医師が委員として参加するが，当該分野と関連する企業との金銭的な COI 関係が生じる場合も少なくないため，企業側に有利な publication bias や reporting bias などの懸念を起こさせないための COI 管理が必要となる．また，学会自体が特定企業と金銭的な関係が深い場合にはバイアスリスクが高いと社会からみられることもあり，学会自体の COI 状態（組織 COI）も開示する．ガイドライン策定に参加する委員長および委員（ガイドライン委員会，ガイドライン小部会委員）には，COI 状態の開示（自己申告書）を求めて適切に管理することが重要である．すべての委員の COI 状態とともに，診療ガイドラインを策定する当該学会の COI 状態も日本医学会診療ガイドライン策定参加資格基準ガイダンス（2017）に基づいて個別に当該ガイドライン中に開示する必要がある．ガイドライン委員長・ガイドライン小部会委員長の個人 COI については，指針細則中の表 2 に示す各項目の基準額をいずれも超えない場合に，委員長に就任し議決権を持つことができる．就任中に基準額を超えるような COI 状態が発生した場合には，委員長は自ら役職を辞退することを検討すべきである．ガイドライン委員会・小部会参加者の個人 COI については，指針細則中の表 3 に示す各項目の基準額のいずれも超えない場合は，委員に就任し審議に参加して議決権を持つことができる．ただし，いずれかの基準額を超えている場合でも，委員長がガイドラインを策定するうえで必要不可欠な人材であると判断し，その判断と措置の公正性および透明性が明確に担保される場合に限り，その具体的な金額を利益相反委員会で確認のうえ，ガイドライン委員会との協議会で個別審議する．協議会の承認が得られた場合は，委員として審議に参加することは可能であるが，議決権を持つことができない．また，基準額（指針細則中の表 3）を

大幅に超えるような COI 状態がある場合には，自ら就任を辞退するべきである．

　そこで，まず，上記の一般社団法人日本消化管学会「医学研究の利益相反に関する指針」の細則の第 7 条（ガイドライン，治療指針等作成などにかかる COI 管理）に従って，本ガイドライン策定に参画していただく委員を公募することにした．公募されてきた先生方について，COI の自己申告書や業績などをもとに，ガイドライン委員会・利益相反委員会で厳正な審議のうえ，委員の候補者を選定させていただき，理事会・代議員会で承認していただいた．専門的知識や豊富な経験を持つ医師で当該分野と関連する企業との金銭的な COI 関係（基準額を超えている場合）がある場合は，議決権のないアドバイザーとして参画していただいた．

　その後，型のごとくガイドラインを作成し，会員の皆さん，関係学会にパブリックコメントを求め，修正後，刊行の運びとなった．慢性下痢症の診療ガイドラインは最初のものである．なかなかの出来と自負している．今後，慢性便秘症については日本消化器病学会が中心となって，改訂されていくと思われる．最後に，このガイドライン策定を中心になって進めていただいた前ガイドライン委員長の春日井邦夫先生，現委員長の片岡洋望先生，小部会委員長の伊原栄吉先生，その他委員の先生方，関係学会，関係各位に深謝申し上げる．

2023 年 5 月吉日

一般社団法人　日本消化管学会　第 5 代理事長
日本消化管関連学会機構　理事長

樋口　和秀

便通異常症診療ガイドライン刊行にあたって

　日本消化管学会ガイドライン委員会は，日本消化器内視鏡学会，日本胃癌学会との三学会連名にて 2016 年に Digestive Endoscopy 誌へ掲載された早期胃癌の拡大内視鏡診断アルゴリズム「Magnifying Endoscopy Simple Diagnostic Algorithm for Early Gastric Cancer（MESDA-G）」を皮切りに，日本食道学会との協力で作成し 2016 年に南江堂より出版された『食道運動障害診療指針』，そして日本消化器病学会，日本消化器内視鏡学会，日本インターベンショナルラジオロジー学会の協力のもとで作成し，2017 年日本消化管学会誌に掲載された『大腸憩室症（憩室出血・憩室炎）ガイドライン』を発刊してきた．

　日本消化器病学会関連研究会 慢性便秘の診断・治療研究会により『慢性便秘症診療ガイドライン 2017』が作成され 2017 年に南江堂より出版された．この時期は，新規便秘治療薬の上市が続いており，経験的に従前の既存薬を処方していたわれわれが，新しい時代の幕開けを感じた瞬間でもあった．発刊から数年が経過し，新規治療薬は実地臨床で浸透しエビデンスが蓄積されてきた．時宜を得て樋口和秀理事長のもと，便秘のみならず，下痢をも含めた診療ガイドラインを策定する気運が盛り上がり，春日井邦夫ガイドライン委員長のもと，「便通異常症診療ガイドライン　慢性便秘症および慢性下痢症」の策定が決定し，片岡洋望ガイドライン委員長に引き継がれ，伊原栄吉小部会委員長の陣頭指揮の下，日本消化器病学会，日本消化器内視鏡学会，日本大腸肛門病学会にもご協力をいただき，このたび出版の運びとなった．

　本書の構成は，他のガイドラインに倣い CQ（Clinical Question）のうち既知の知識の整理を BQ（Background Question），今後の研究課題を FRQ（Future Research Question）とし，便通異常症の基礎知識，診断治療，そして未来を総覧することが可能である．便秘，下痢の定義についても，委員会での喧々諤々の討論により新たに定義された．特筆すべきは，診断治療のフローチャートが記載されたことである．慢性便秘症のエビデンスも決して豊富とはいえないが，特に慢性下痢症については，エビデンスがほとんどなく，委員の先生方はかなりご苦労されたに違いない．

　このガイドラインは，便通異常症診療に携わるすべての医療者にとっての新たな道標になるに違いない．素晴らしいガイドラインをまとめられた委員の先生方，協力学会の先生方，携われたすべての方々に感謝申し上げたい．

　日本消化管学会では，『大腸憩室症（憩室出血・憩室炎）ガイドライン』の改訂に着手した．常に up date のガイドラインを先生方にお届けすることが使命であると心得ている．

2023 年 5 月吉日

一般社団法人　日本消化管学会　理事長

永原　章仁

「便通異常症診療ガイドライン 2023―慢性便秘症」作成の手順

1. 作成の背景

　日常診療で遭遇する便通異常によって生じる便秘と下痢は，生活の質や社会労働生産性を低下させる重要な消化器症状である．2017年に日本消化器病学会関連研究会 慢性便秘の診断・治療研究会により，本邦初の『慢性便秘症診療ガイドライン 2017』が発刊された．このガイドラインでは，新規作用機序を有する慢性便秘症治療薬として，上皮機能変容薬であるルビプロストンとリナクロチドの位置づけが示された．その後，これらの薬を用いた慢性便秘症診療の新たな知見が報告されるとともに，2018年1月には胆汁酸トランスポーター阻害薬であるエロビキシバット，2018年9月には新たな浸透圧性下剤としてラクツロース製剤およびマクロゴール4000が慢性便秘症（器質的疾患による便秘を除く）に対する適応を取得した．日常診療において，可及的速やかに慢性便秘症診療における新たな知見データを加えたガイドライン改訂が必要とされていた．一方，慢性下痢症に対する診療ガイドラインはいまだ本邦には存在せず，その作成が必要とされていた．このような背景から，2021年1月に開催された日本消化管学会ガイドライン委員会により，ガイドライン小部会（便通異常症）が立ち上がり，便通異常症診療ガイドラインとして慢性便秘症および慢性下痢症を作成することが決定した．

　『便通異常症診療ガイドライン 2023―慢性便秘症』の主な目的は，コモンディジースである慢性便秘症診療において，診療方針を決定する際の情報を提供し，慢性便秘症患者の生活の質を改善することが目的である．そのために，これまでに利用可能なエビデンスを整理・解釈し，患者の価値観を踏まえたうえでの適切な臨床判断を行うための推奨を提供する．さらに慢性便秘症診療に携わる医師以外の医療従事者，患者およびその家族に慢性便秘症診療の概要を理解するための一助とすることである．本ガイドラインに記載された情報を共有することにより，医療者と患者およびその家族が相互に病気を理解したうえで慢性便秘症診療を行うために資するガイドラインとすることを目標とした．

2. 作成手順

　ガイドライン作成委員会での決定により，診療上のクエスチョンを以下のように分類することが決定された．

- ・Background Question（BQ）：すでに結論が明らかなもの，過去のガイドラインにおいては100%合意が得られているもの．
- ・Clinical Question（CQ）：重要臨床課題．診療の方向を左右する疑問かつ網羅的文献検索によって推奨と根拠基準を決定できるもの．
- ・Future Research Question（FRQ）：網羅的文献検索によって推奨と根拠水準が決定できないもの（十分なエビデンスがなく，今後の研究課題）．

　ガイドライン小部会（便通異常症）作成委員会を設立した．日本消化管学会会員に広く公募，審査を経て，作成委員会は，委員長・伊原栄吉，副委員長・眞部紀明，委員として，大久保秀則，小笠原尚高，荻野治栄，柿本一城，金澤　素，河原秀次郎，草野　央，栗林志行，沢田明

也，髙木智久，高野正太，富田寿彦，野明俊裕，北條麻理子，穂苅量太，正岡建洋，町田智彦，三澤　昇，三島義之，矢島　浩，山本さゆり，山脇博士の計24名で構成された．また，評価委員会は，委員として安部達也，荒木靖三，春日井邦夫，神谷　武，鳥居　明，中島　淳，中田浩二，福土　審，藤原靖弘，三輪洋人の計10名で構成された．

1）スコープの作成

　本診療ガイドラインが対象とする主な利用者は，一般臨床医とした．また，慢性便秘症診療に携わる医師以外の医療従事者，患者およびその家族にも参考となる情報を提供するものとした．『便通異常症診療ガイドライン2023―慢性便秘症』は，日本消化器病学会関連研究会 慢性便秘の診断・治療研究会による『慢性便秘症診療ガイドライン2017』を踏まえたうえで，最新のエビデンスを整理・解釈して作成することとなった．また，慢性便秘症は，便秘型過敏性腸症候群と密接にかかわる疾患であり，日本消化器病学会『機能性消化管疾患診療ガイドライン2020―過敏性腸症候群（IBS）（改訂第2版）』と齟齬がないように作成することとした．

　［作成基本方針］
・本診療ガイドラインは，『Minds診療ガイドライン作成マニュアル2020』を参考に作成した．
・GRADEシステムの基本概念を取り入れて，総体としてのエビデンスの質の評価を行った．
　［重要臨床課題］
・『便通異常症診療ガイドライン2023―慢性便秘症』における主な重要臨床課題として，①便秘および慢性便秘症の定義を見直すこと，②慢性便秘症の病態における直腸感覚閾値（便意）の関与を明らかにすること，③慢性便秘症の診断および病態評価における体外式超音波検査，放射線不透化マーカーおよびMRI/CTの有用性を明らかにすること，④新規作用機序を有する慢性便秘症治療薬であるルビプロストン，リナクロチド，エロビキシバットの有効性を明らかにすること，⑤オピオイド誘発性便秘症に対する治療法を明らかにすることに決定した．

2）CQ，FRQ，BQの作成と文献検索

スコープでの重要臨床課題を中心として，CQ，FRQ，BQの作成を行った．
・『便通異常症診療ガイドライン2023―慢性便秘症』として，CQ 15件，FRQ 2件，BQ 30件の計47件のクエスチョンが決定した．完成したクエスチョンは，定義，分類，診断基準関係が4件（CQ 1件，FRQ 1件，BQ 2件），疫学関係が4件（BQ 4件），病態生理関係が10件（CQ 4件，BQ 6件），診断検査関係が9件（CQ 4件，BQ 5件），治療関係が20件（CQ 6件，FRQ 1件，BQ 13件）となった．

3）推奨文（回答文），解説の作成，推奨の強さの決定

・CQに関しては，「推奨文」，「解説」を作成し，推奨の強さは作成委員会でのDelphi法による審議により決定した．BQ，FRQに関しては，「回答文」，「解説」を作成した．なお，推奨や提案を決定するほどにはエビデンスが十分でないCQに関しては，推奨度をつけない方針とした．
・完成したガイドライン案は評価委員会の評価を受けたうえで修正を加えた後，協力学会である日本消化器病学会，日本消化器内視鏡学会，日本大腸肛門病学会の評価を受け，加筆・修正を行った．さらに，日本消化管学会会員に公開し，パブリックコメントを求め，その

結果に関する議論を経て本ガイドラインが完成した.

4)『便通異常症診療ガイドライン 2023―慢性便秘症』における用語解説

・慢性便秘症

「便秘」は状態名とした.「便秘」の状態から,日常生活に支障をきたしたり,身体にも様々な支障をきたしうる病態を疾患名として「便秘症」とした.すなわち,慢性便秘症の分類において疾患名には,語尾に「症」をつけることとした.たとえば,functional constipation は,「機能性便秘」または「機能性便秘症」の 2 とおりに和訳されている現状があるが,本診療ガイドラインでは,明確に疾患名であることを示すために「機能性便秘症」とした.

・非狭窄性器質性便秘症

狭窄性の器質性病変は認めないものの主として消化管運動障害に伴う便秘症である.直腸への糞便の運搬が障害される小腸・結腸障害型と直腸から糞便の排泄が障害される直腸・肛門障害型の 2 つがある.小腸・結腸障害型の代表は,慢性偽性腸閉塞症,巨大結腸である.直腸・肛門障害型の代表は,直腸瘤,直腸重積である.

・排便回数減少型

排便回数減少型は,日常診療における症状分類である.「便が出ない」症状を訴える患者群である.学術的な病態分類では,大腸通過正常型または大腸通過遅延型となる.

・排便困難型

排便困難型は,日常診療における症状分類である.「便が出せない」症状を訴える患者群である.学術的な病態分類では便排出障害型となる.

・直腸エコー

体外式超音波を用いて直腸に糞便の貯留状態を評価する検査法である.臨床応用を目的に,直腸の便貯留の状態の分類に用いられる（参照：慢性便秘症 CQ 4-2）.

おわりに

本ガイドラインの作成にあたり,お力添えをいただきました樋口和秀前理事長,永原章仁理事長,春日井邦夫前ガイドライン委員長,片岡洋望ガイドライン委員長に深謝申し上げます.また,常に温かくガイドラインの作成をサポートしてくださいました作成副委員長の眞部紀明先生をはじめ,貴重な時間を割いて文献収集,システマティックレビュー,評価,解説文作成など様々な役割にご尽力くださいました作成委員の先生方,さらには中島淳先生をはじめ,要所にて大変重要なご指摘をしてくださった評価委員の先生方に深謝申し上げます.コロナ禍で,対面での会議ができない困難な局面のなか,作成委員および評価委員の先生方の献身的なご協力のお陰で,本ガイドラインを完成させることができました.最後に,事務的な仕事が円滑に進むよう一貫してご助力をいただきました日本消化管学会事務局と南江堂のみなさんに深謝申し上げます.

2023 年 5 月吉日

日本消化管学会・便通異常症診療ガイドライン作成委員長

伊原　栄吉

『便通異常症診療ガイドライン 2023―慢性便秘症』の作成方法

1. エビデンス収集

CQ と FRQ についてはキーワードを抽出して，日本医学図書館協会の協力を得て，医学文献検索専門家による文献検索を行って学術論文を収集した．データベースは，英語論文は PubMed，日本語論文は医学中央雑誌を用いた．CQ と FRQ については，1983 年 1 月 1 日から 2021 年 9 月末を文献検索の対象期間とした．また，検索期間外についても重要かつ新しいエビデンスについてはハンドサーチにより適宜追加し，検索期間外として掲載した．各キーワードおよび検索式は，日本消化管学会ホームページに掲載する予定である．なお，BQ については，すべてハンドサーチにより文献検索を行った．収集した論文のうち，ヒトに対して行われた臨床研究を採用し，動物実験に関する論文は原則として除外した．患者データに基づかない専門家個人の意見は参考にしたが，エビデンスとしては用いなかった．

2. エビデンス総体の評価方法

1) 各論文の評価：構造化抄録の作成

各論文に対して，研究デザイン[1]（表 1）を含め，論文情報を要約した構造化抄録を作成した．さらに RCT や観察研究に対して，Minds 診療ガイドライン作成マニュアル 2020 ver. 3.0 のチェックリストを参考にしてバイアスのリスクを判定した[2]（表 2）．総体としてのエビデンス評価は，GRADE（The Grading of Recommendations Assessment, Development and Evaluation）アプローチ[3~22]の考え方を参考にして評価し，CQ 各項目に対する総体としてのエビデンスの質を決定し表記した（表 3）．

2) アウトカムごと，研究デザインごとの蓄積された複数論文の総合評価

(1) 初期評価：各研究デザイン群の評価

・メタ群，ランダム群 =「初期評価 A」

・非ランダム群，コホート群，ケースコントロール群，横断群 =「初期評価 C」

・ケースシリーズ群 =「初期評価 D」

表 1　研究デザイン

各文献へは下記 9 種類の「研究デザイン」を付記した．
(1) メタ（システマティックレビュー /RCT のメタアナリシス）
(2) ランダム（ランダム化比較試験）
(3) 非ランダム（非ランダム化比較試験）
(4) コホート（分析疫学的研究（コホート研究））
(5) ケースコントロール（分析疫学的研究（症例対照研究））
(6) 横断（分析疫学的研究（横断研究））
(7) ケースシリーズ（記述研究（症例報告やケース・シリーズ））
(8) ガイドライン（診療ガイドライン）
(9) （記載なし）（患者データに基づかない，専門委員会や専門家個人の意見は，参考にしたが，エビデンスとしては用いないこととした）

表2　バイアスリスク評価項目

選択バイアス	(1) ランダム系列生成 ・患者の割付がランダム化されているかについて，詳細に記載されているか
	(2) コンシールメント ・患者を組み入れる担当者に，組み入れる患者の隠蔽化がなされているか
実行バイアス	(3) 盲検化 ・被験者は盲検化されているか，ケア供給者は盲検化されているか
検出バイアス	(4) 盲検化 ・アウトカム評価者は盲検化されているか
症例減少バイアス	(5) ITT 解析 ・ITT 解析の原則を掲げて，追跡からの脱落者に対してその原則を遵守しているか
	(6) アウトカム報告バイアス ・それぞれの主アウトカムに対するデータが完全に報告されているか（解析における採用および除外データを含めて）
	(7) その他のバイアス ・選択アウトカム報告・研究計画書に記載されているにもかかわらず，報告されていないアウトカムがないか ・早期試験中止・利益があったとして，試験を早期中止していないか ・その他のバイアス

表3　エビデンスの質

A：**質の高いエビデンス（High）**
真の効果がその効果推定値に近似していると確信できる．

B：**中程度の質のエビデンス（Moderate）**
効果の推定値が中程度信頼できる．
真の効果は，効果の効果推定値におおよそ近いが，それが実質的に異なる可能性もある．

C：**質の低いエビデンス（Low）**
効果推定値に対する信頼は限定的である．
真の効果は，効果の推定値と，実質的に異なるかもしれない．

D：**非常に質の低いエビデンス（Very Low）**
効果推定値がほとんど信頼できない．
真の効果は，効果の推定値と実質的におおよそ異なりそうである．

（2）エビデンスの確実性（強さ）を下げる要因の有無の評価
・研究の質にバイアスリスクがある
・結果に非一貫性がある
・エビデンスの非直接性がある
・データが不精確である
・出版バイアスの可能性が高い
（3）エビデンスの確実性（強さ）を上げる要因の有無の評価
・大きな効果があり，交絡因子がない
・用量–反応勾配がある
・可能性のある交絡因子が，真の効果をより弱めている
（4）総合評価：最終的なエビデンスの質「A，B，C，D」を評価判定した．

3) エビデンスの質の定義方法
エビデンスの確実性（強さ）は海外と日本で別の記載とせずに1つとした．またエビデンスは

複数文献を統合・作成したエビデンス総体（body of evidence）とし，表3のA〜Dで表記した．

4）メタアナリシス

システマティックレビューを行い，必要に応じてメタアナリシスを引用し，本文中に記載した．

3. 推奨の強さの決定

以上の作業によって得られた結果をもとに，治療の推奨文章の案を作成提示した．次に推奨の強さを決めるために作成委員によるコンセンサス形成を図った．

推奨の強さは，①エビデンスの確実性（強さ），②患者の希望，③益と害，④コスト評価，の4項目を評価項目とした．コンセンサス形成方法はDelphi変法，nominal group technique（NGT）法に準じて投票を用い，70％以上の賛成をもって決定とした．1回目で結論が集約できないときは，各結果を公表し，日本の医療状況を加味して協議のうえ，投票を繰り返した．作成委員会はこの集計結果を総合して評価し，表4に示す推奨の強さを決定し，本文中の囲み内に明瞭に表記した．

推奨の強さは「強：強い推奨」，「弱：弱い推奨」の2通りであるが，「強く推奨する」や「弱く推奨する」という文言は馴染まないため，下記のとおり表記した．投票結果を「合意率」として推奨の強さの次に括弧書きで記載した．

表4　推奨の強さ

推奨度

強（強い推奨）	"実施する"ことを推奨する "実施しない"ことを推奨する
弱（弱い推奨）	"実施する"ことを提案する "実施しない"ことを提案する

4. 本ガイドラインの対象

1）利用対象：一般臨床医
2）診療対象：成人の患者を対象とした．小児は対象外とした．

5. 改訂について

『便通異常症診療ガイドライン 2023—慢性便秘症』は，日本消化器病学会関連研究会，慢性便秘の診断・治療研究会の『慢性便秘症診療ガイドライン 2017』の改訂版である．今後は，協力学会の日本消化器病学会ガイドライン委員会を中心として改訂を予定している．

6. 作成費用について

本ガイドラインの作成はすべて日本消化管学会が費用を負担しており，他企業からの資金提供はない．

7. 利益相反について

1）日本消化管学会では，ガイドライン委員・ガイドライン作成委員・評価委員と企業との経

済的な関係につき，各委員から利益相反状況の申告を得た（詳細は「利益相反（COI）に関する開示」に記す）．

　2）本ガイドラインでは，利益相反への対応として，関連する協力学会の参加によって意見の偏りを防ぎ，さらに作成委員による投票によって公平性を担保するように努めた．また，出版前のパブリックコメントを学会員から受け付けることで幅広い意見を収集した．

8. ガイドライン普及と活用促進のための工夫

　1）フローチャートを提示して，利用者の利便性を高めた．
　2）書籍として出版するとともに，日本消化管学会ホームページにインターネット掲載を行う予定である．

■引用文献

1) 福井次矢，山口直人（監修）．Minds 診療ガイドライン作成の手引き 2014，医学書院，2014.
2) Minds 診療ガイドライン作成委員会．Minds 診療ガイドライン作成マニュアル 2020 ver. 3.0，公益財団法人日本医療機能評価機構 EBM 医療情報部，2021.
3) 相原守夫．診療ガイドラインのための GRADE システム，第 3 版，中外医学社，2018.
4) Grading quality of evidence and strength of recommendations. BMJ 2004; **328**: 1490.
5) Guyatt GH, Oxman AD, Vist GE, et al. GRADE: an emerging consensus on rating quality of evidence and strength of recommendations. BMJ 2008; **336**: 924-926.
6) Guyatt GH, Oxman AD, Kunz R, et al. What is "quality of evidence" and why is it important to clinicians? BMJ 2008; **336**: 995-998.
7) Guyatt GH, Oxman AD, Kunz R, et al. Going from evidence to recommendations. BMJ 2008; **336**: 1049-1051.
8) Schunemann HJ, Oxman AD, Brozek J, et al. Grading quality of evidence and strength of recommendations for diagnostic tests and strategies. BMJ 2008; **336**: 1106-1110.
9) Guyatt GH, Oxman AD, Kunz R, et al. Incorporating considerations of resources use into grading recommendations. BMJ 2008; **336**: 1170-1173.
10) Jaeschke R, Guyatt GH, Dellinger P, et al. Use of GRADE grid to reach decisions on clinical practice guidelines when consensus is elusive. BMJ 2008; **337**: a744.
11) Guyatt G, Oxman AD, Akl EA, et al. GRADE guidelines: 1. Introduction-GRADE evidence profiles and summary of findings tables. J Clin Epidemiol 2011; **64**: 383-394.
12) Guyatt GH, Oxman AD, Kunz R, et al. GRADE guidelines: 2. Framing the question and deciding on important outcomes. J Clin Epidemiol 2011; **64**: 395-400.
13) Balshem H, Helfand M, Schunemann HJ, et al. GRADE guidelines: 3. Rating the quality of evidence. J Clin Epidemiol 2011; **64**: 401-406.
14) Guyatt GH, Oxman AD, Vist G, et al. GRADE guidelines: 4. Rating the quality of evidence--study limitations (risk of bias). J Clin Epidemiol 2011; **64**: 407-415.
15) Guyatt GH, Oxman AD, Montori V, et al. GRADE guidelines: 5. Rating the quality of evidence--publication bias. J Clin Epidemiol 2011; **64**: 1277-1282.
16) Guyatt GH, Oxman AD, Kunz R, et al. GRADE guidelines 6. Rating the quality of evidence--imprecision. J Clin Epidemiol 2011; **64**: 1283-1293.
17) Guyatt GH, Oxman AD, Kunz R, et al. GRADE guidelines: 7. Rating the quality of evidence--inconsistency. J Clin Epidemiol 2011; **64**: 1294-1302.
18) Guyatt GH, Oxman AD, Kunz R, et al. GRADE guidelines: 8. Rating the quality of evidence--indirectness. J Clin Epidemiol 2011; **64**: 1303-1310.
19) Guyatt GH, Oxman AD, Sultan S, et al. GRADE guidelines: 9. Rating up the quality of evidence. J Clin Epidemiol 2011; **64**: 1311-1316.
20) Brunetti M, Shemilt I, Pregno S, et al. GRADE guidelines: 10. Considering resource use and rating the quality of economic evidence. J Clin Epidemiol 2013; **66**: 140-150.
21) Guyatt G, Oxman AD, Sultan S, et al. GRADE guidelines: 11. Making an overall rating of confidence in effect estimates for a single outcome and for all outcomes. J Clin Epidemiol 2013; **66**: 151-157.
22) Guyatt GH, Oxman AD, Santesso N, et al. GRADE guidelines: 12. Preparing summary of findings tables-binary outcomes. J Clin Epidemiol 2013; **66**: 158-172.

利益相反（COI）に関する開示

日本消化管学会では，ガイドライン委員会・ガイドライン委員と特定企業との経済的な関係につき，下記の項目について，各委員から利益相反状況の申告を得た．
便通異常症診療ガイドライン作成．評価委員・作成協力者には診療ガイドライン対象疾患に関連する企業との経済的な関係につき，下記の項目について，各委員，協力者から利益相反状況の申告を得た．
申告された企業名を示す（対象期間は 2020 年 1 月 1 日から 2022 年 12 月 31 日）．企業名は 2023 年 6 月現在の名称とした．
すべての申告事項に該当がない委員については，表末尾に記載した．

A. 自己申告者自身の申告事項
 1. 企業や営利を目的とした団体の役員，顧問職の有無と報酬額
 2. 株の保有と，その株式から得られる利益（最近 1 年間の本株式による利益）
 3. 企業や営利を目的とした団体から特許権使用料として支払われた報酬
 4. 企業や営利を目的とした企業や団体より，会議の出席（発表）に対し，研究者を拘束した時間・労力に対して支払われた日当（講演料など）
 5. 企業や営利を目的とした団体がパンフレットなどの執筆に対して支払った原稿料
 6. 企業や営利を目的とした団体が提供する研究費
 7. 企業や営利を目的とした団体が提供する奨学（奨励）寄付金
 8. 企業等が提供する寄付講座
 9. その他の報酬（研究，教育，診療とは直接無関係な，旅行，贈答品など

B. 申告者の配偶者，一親等内の親族，または収入・財産を共有する者の申告事項
 1. 企業や営利を目的とした団体の役員，顧問職の有無と報酬額
 2. 株の保有と，その株式から得られる利益（最近 1 年間の本株式による利益）
 3. 企業や営利を目的とした団体から特許権使用料として支払われた報酬

所属	氏名	A1 A8	A2 A9	A3 B1	A4 B2	A5 B3	A6 —	A7 —
ガイドライン委員会*	片岡洋望				大塚製薬，武田薬品工業		アッヴィ，グラクソ・スミスクライン，ヤンセンファーマ	エーザイ，大塚製薬，とびしまこどもクリニック
		—	—	—	—		—	—
ガイドライン委員会*／評価委員	春日井邦夫	—	—	—	EA ファーマ，大塚製薬，三和化学研究所，武田薬品工業		EA ファーマ	武田薬品工業
ガイドライン委員会	小池智幸			—	アストラゼネカ，大塚製薬，武田薬品工業		富士フイルム	大塚製薬，第一三共，武田薬品工業
		—	—	—	—		—	—
ガイドライン委員会	竹内洋司	—	—	—	オリンパス		—	—
		—	—	—	—		—	—
ガイドライン委員会	長沼　誠			—	EA ファーマ，JIMRO，アッヴィ，杏林製薬，ギリアド・サイエンシズ，武田薬品工業，田辺三菱製薬，ファイザー，持田製薬，ヤンセンファーマ		持田製薬	アッヴィ，杏林製薬，田辺三菱製薬
		—	—	—	—		—	—
ガイドライン委員会	二神生爾			—	ヴィアトリス製薬，武田薬品工業，持田製薬		—	—
ガイドライン委員会	水野秀城	—	—	—	大塚製薬，武田薬品工業			
小部会*	伊原栄吉	—	—	—	武田薬品工業			
		医療法人社団誠和会，大賀薬局，大塚製薬工場，小野薬品工業，三和化学研究所，誠和会，テルモ，ファンケル，富士フイルムメディカル，ミヤリサン製薬						

所属	氏名	A1	A2	A3	A4	A5	A6	A7
		A8	A9	B1	B2	B3	–	–
小部会**	眞部紀明	–	–	–	EA ファーマ，アステラス製薬，アストラゼネカ，大塚製薬，武田薬品工業，ツムラ，持田製薬			
		–	–	–	–	–	–	–
小部会	大久保秀則	–	–	–		–	あすか製薬	–
		–	–	–	–	–		
小部会	沢田明也						–	ブリストル・マイヤーズ スクイブ
		–	–	–	–	–		
小部会	髙木智久				田辺三菱製薬，東和薬品，持田製薬，ヤンセンファーマ	–	富士フイルム	
		–	–	–	–	–		
小部会	富田寿彦				EA ファーマ，アステラス製薬，ヴィアトリス製薬，ブリストル・マイヤーズ スクイブ，持田製薬		–	
		–	–	–	–	–		
小部会	正岡建洋	–	–	–	EA ファーマ		–	
		–	–	–	–	–		
評価委員	中島　淳				EA ファーマ，アステラス製薬，興和創薬，大正製薬，ビオフェルミン製薬，マイラン EPD，持田製薬	EA ファーマ，ビオフェルミン製薬，持田製薬	あすか製薬，アステラス製薬，ギリアド・サイエンシズ，ビオフェルミン製薬，マイラン EPD，持田製薬	EA ファーマ，持田製薬
		–	–	–	–	–		
評価委員	福土　審	–	–	–	EA ファーマ，アステラス製薬，マイラン EPD		ゼスプリ，ツムラ，ビオフェルミン製薬	–
		–	–	–	–	–		
評価委員	藤原靖弘				EA ファーマ，アステラス製薬，アストラゼネカ，大塚製薬，第一三共，武田薬品工業		–	EA ファーマ
		–	–	–	–	–		
評価委員	三輪洋人				EA ファーマ，アステラス製薬，アストラゼネカ，ヴィアトリス製薬，ゼリア新薬工業，武田薬品工業，マイラン EPD，持田製薬		アステラス製薬	大塚製薬，小野薬品工業，第一三共，大鵬薬品工業，武田薬品工業，中外製薬，日本イーライリリー，持田製薬
		–	–	–	–	–		

法人表記は省略．五十音順
＊：委員長，＊＊：副委員長

下記の委員については申告事項なし
ガイドライン委員会：磯本　一，小笠原尚高（兼 小部会），加藤智弘，鶴岡ななえ，穂苅量太（兼 小部会）
小部会：荻野治栄，柿本一城，金澤　素，河原秀次郎，草野　央，栗林志行，高野正太，野明俊裕，北條麻理子，町田智彦，三澤　昇，三島義之，矢島　浩，山本さゆり，山脇博士
評価委員：安部達也，荒木靖三，神谷　武，鳥居　明，中田浩二
SR 協力者：鎌田和浩，田中義将，保坂浩子

組織としての利益相反

日本消化管学会の事業活動における資金（寄付金等）提供を受けた企業を記載する（対象期間は 2020 年 1 月 1 日〜 2022 年 12 月 31 日）.

1. 共催セミナー

AI メディカルサービス（2 件 /310 万），EA ファーマ（8 件 /806 万），JIMRO（3 件 /272 万），アイビーテック（1 件 /30 万），旭化成ファーマ（1 件 /6 万），あすか製薬（1 件 /250 万），アステラス製薬（12 件 /919 万），アストラゼネカ（8 件 /328.2 万），アッヴィ（9 件 /322 万），ヴィアトリス製薬（1 件 /250 万），エーザイ（1 件 /6 万），エム・シー・ヘルスケア（1 件 /32.4 万），大塚製薬（5 件 /267 万），大塚製薬工場（2 件 /36 万），オリンパス（5 件 /362 万），オリンパスマーケティング（3 件 /33 万），カネカメディックス（1 件 /250 万），ガリバー（1 件 /10 万），キヤノンメディカルシステムズ（1 件 /21.6 万），杏林製薬（1 件 /6 万），ギリアド・サイエンシズ（1 件 /10.8 万），クラシエ薬品（3 件 /34.2 万），グローバル・リンク・マネジメント（1 件 /30 万），コヴィディエンジャパン（2 件 /40 万），塩野義製薬（1 件 /150 万），ジョンソン・エンド・ジョンソン（1 件 /20 万），スターメディカル（2 件 /60 万），ゼリア新薬工業（2 件 /250 万），第一三共（3 件 /500 万），大正製薬（1 件 /125 万），大鵬薬品工業（4 件 /820 万），武田薬品工業（14 件 /1,690 万），田辺三菱製薬（10 件 /308 万），中外製薬（1 件 /6 万），ツムラ（8 件 /801.2 万），テルモ（2 件 /60 万），デンカ生研（1 件 /10 万），東亜新薬（3 件 /90 万），日本化薬（2 件 /210.8 万），日本光電工業（1 件 /10.8 万），日本シグマックス（1 件 /30 万），日本製薬（2 件 /16.8 万），ノーベルファーマ（1 件 /6 万），パンネット（1 件 /30 万），ビオフェルミン製薬（4 件 /635 万），ファイザー（2 件 /450 万），富士フイルム（1 件 /75 万），富士フイルム富山化学（1 件 /27 万），富士フイルムメディカル（8 件 /875 万），ボストン・サイエンティフィック・ジャパン（1 件 /30 万），マイラン EPD（2 件 /500 万），宮野医療器（1 件 /10.8 万），ミヤリサン製薬（4 件 /750 万），持田製薬（8 件 /438.2 万），ヤンセンファーマ（8 件 /280.5 万），レイシスソフトウエアーサービス（1 件 /30 万）

2. 賛助会員

EA ファーマ（3 件 /60 万），JIMRO（3 件 /60 万），あすか製薬（1 件 /20 万），アステラス製薬（3 件 /30 万），アストラゼネカ（3 件 /120 万），天野エンザイム（1 件 /10 万），大塚製薬（3 件 /120 万），カイゲンファーマ（3 件 /60 万），三和化学研究所（3 件 /30 万），サーモフィッシャーダイアグノスティックス（3 件 /30 万），ゼリア新薬工業（3 件 /60 万），第一三共（3 件 /60 万），田辺三菱製薬（3 件 /120 万），ツムラ（3 件 /30 万），日医工（3 件 /30 万），日本化薬（3 件 /30 万），富士フイルムメディカル（3 件 /120 万），マイラン EPD（3 件 /60 万），ヤクルト本社（3 件 /30 万），ヤンセンファーマ（3 件 /30 万）

法人表記は省略. 五十音順

目　次

第5章　内科的治療

フローチャート

フローチャート1

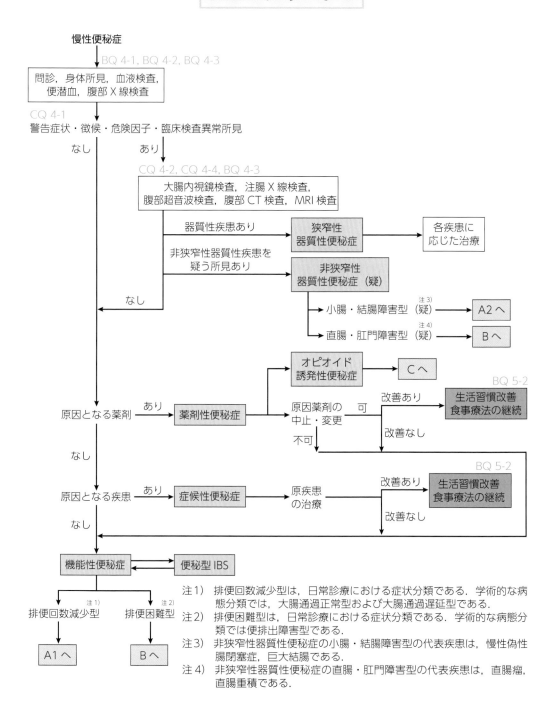

注1） 排便回数減少型は，日常診療における症状分類である．学術的な病態分類では，大腸通過正常型および大腸通過遅延型である．

注2） 排便困難型は，日常診療における症状分類である．学術的な病態分類では便排出障害型である．

注3） 非狭窄性器質性便秘症の小腸・結腸障害型の代表疾患は，慢性偽性腸閉塞症，巨大結腸である．

注4） 非狭窄性器質性便秘症の直腸・肛門障害型の代表疾患は，直腸瘤，直腸重積である．

フローチャート2

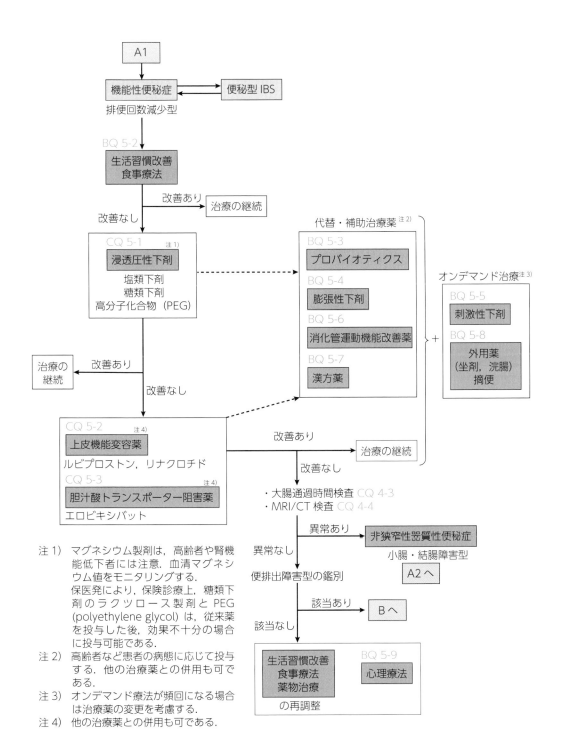

注 1) マグネシウム製剤は，高齢者や腎機能低下者には注意．血清マグネシウム値をモニタリングする．
保医発により，保険診療上，糖類下剤のラクツロース製剤と PEG (polyethylene glycol) は，従来薬を投与した後，効果不十分の場合に投与可能である．
注 2) 高齢者など患者の病態に応じて投与する．他の治療薬との併用も可である．
注 3) オンデマンド療法が頻回になる場合は治療薬の変更を考慮する．
注 4) 他の治療薬との併用も可である．

フローチャート3

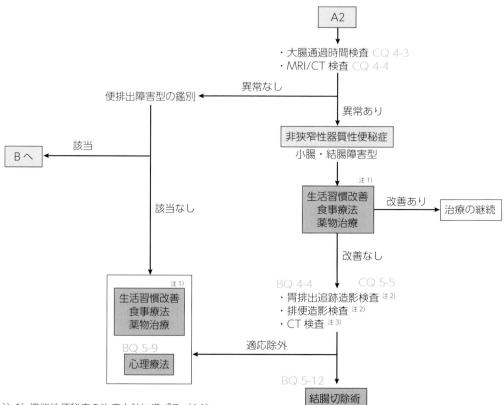

注 1）機能性便秘症の治療方針に準ずる（A1）．
注 2）病態に，胃排出障害や便排出障害が合併している場合がある．
注 3）排便造影検査が施行できない場合に考慮する．

フローチャート4

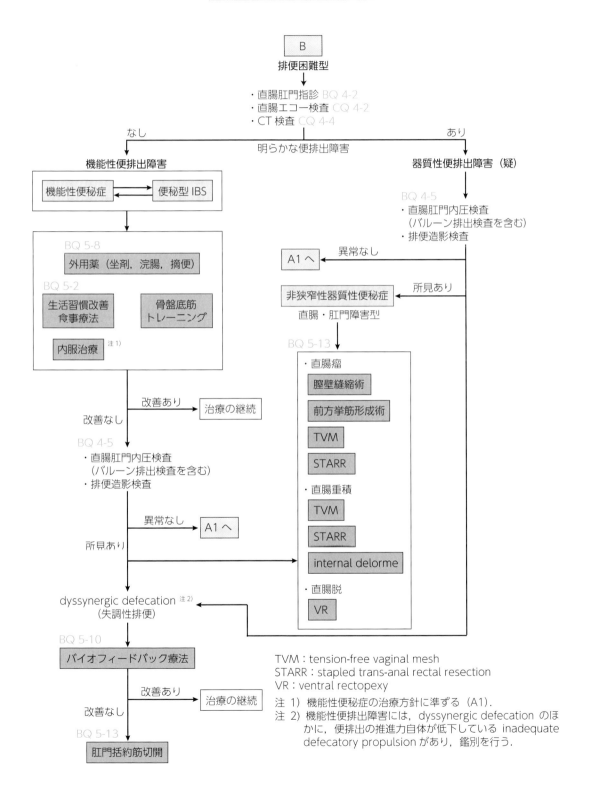

TVM : tension-free vaginal mesh
STARR : stapled trans-anal rectal resection
VR : ventral rectopexy

注 1）機能性便秘症の治療方針に準ずる（A1）.
注 2）機能性便排出障害には，dyssynergic defecation のほ
　　　かに，便排出の推進力自体が低下している inadequate
　　　defecatory propulsion があり，鑑別を行う.

フローチャート5

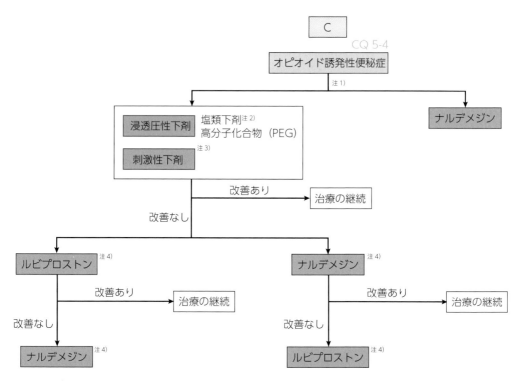

注 1）がん患者の慢性便秘症は，食事量の低下，オピオイド以外の薬剤などが原因の場合もあり，個々の病態に応じて下剤を選択する.

注 2）酸化マグネシウムには高マグネシウム血症の副作用があり，担癌患者では腎機能障害を合併していることが多いこともあり，使用には注意が必要である.

注 3）高用量の刺激性下剤を長期連用しないように注意する.

注 4）他剤との併用も考慮される.

略語一覧

5-HT	5-hydroxytryptamine	セロトニン
ACE	antegrade continence enema	順行性洗腸法
ACh	acetylcholine	アセチルコリン
BSFS	Bristol Stool Form Scale	ブリストル便形状スケール
BT	biofeedback therapy	バイオフィードバック療法
CAS	curved alone staplers	
CBC	complete blood cell count	全血球計算
CC	chronic constipation	慢性便秘症
CFTR	cystic fibrosis transmembrane conductance regulator	
cGMP	cyclic guanosine monophosphate	
CI	confidence interval	信頼区間
CIPO	chronic intestinal pseudo-obstruction	慢性偽性腸閉塞症
CSI	Constipation Severity Instrument	
CSS	Constipation Scoring System	
EQ-5D	EuroQol 5 dimensions	
FC	functional constipation	機能性便秘症
FD	functional dyspepsia	機能性ディスペプシア
GERD	gastroesophageal reflux disease	胃食道逆流症
GH	general health	全体的健康感
GHQ-28	General Health Questionnaire-28	
GSRS	Gastrointestinal Symptom Rating Scale	
HADS	Hospital Anxiety and Depression Scale	
HAPCs	high-amplitude propagating contractions	高振幅大腸収縮波
IBAT	ileal bile acid transporter	胆汁酸トランスポーター
IBS	irritable bowel syndrome	過敏性腸症候群
LAPCs	low-amplitude propagating contractions	低振幅大腸収縮波
LCS	combined use of linear staplers	
MC	melanosis coli	大腸黒皮症
MCS	mental component summary	精神的サマリースコア
MH	mental health	心の健康
MINI	Mini International Neuropsychiatric Interview	精神疾患簡易構造化面接法
MMC	migrating motor complex	
MRP	maximum resting pressure	最大静止圧
MSP	maximum squeezing pressure	最大随意収縮圧
NTC	normal transit constipation	大腸通過正常型便秘
ODS	Obstructed Defecation Syndrome	
OIC	opioid-induced constipation	オピオイド誘発性便秘症
P-CAB	potassium-competitive acid blocker	カリウムイオン競合型アシッドブロッカー
PAC-QOL	Patient Assessment of Constipation Quality of Life	
PAC-SYM	Patient Assessment of Constipation Symptoms	
PAMORAs	peripherally acting μ-opioid receptor antagonist	末梢μオピオイド受容体拮抗薬
PCS	physical component summary	身体的サマリースコア

PDX	Polydextrose	ポリデキストロース
PEG	polyethylene glycol	ポリエチレングリコール
PGWBI	Psychological General Well-Being Index	
Prime-MD PHQ	Primary Care Evaluation of Mental Disorders-Patient Health Questionnaire	
PRMA	periodic rectal motor activity	
QOL	quality of life	生活の質
RCT	randomized controlled trial	ランダム化比較試験
RH	rectal hyposensitivity	直腸感覚鈍麻
SAS	Self-rating Anxiety Scale	自己不安尺度
SDS	Self-rating Depression Scale	うつ性自己評価尺度
SF	social functioning	社会生活機能
SF-12	12-item Short Form Health Survey	
SF-36	36-item Short Form Health Survey	
STARR	stapled trans-anal rectal resection	
STARR	stapled transanal rectal resection	
STC	slow transit constipation	大腸通過遅延型便秘
TGR5	transmembrane G protein-coupled receptor5	
TVM	tension-free vaginal mesh	
VR	ventral rectopexy	
WMC	wireless motility capsule	
WPAI	Work Productivity and Activity Impairment	労働生産性

第1章
定義・分類・診断基準

便秘はどのように定義されるか？ また慢性便秘症はどのように定義されるか？

推 奨
●便秘は，「本来排泄すべき糞便が大腸内に滞ることによる兎糞状便・硬便，排便回数の減少や，糞便を快適に排泄できないことによる過度な怒責，残便感，直腸肛門の閉塞感，排便困難感を認める状態」と定義される． ●慢性便秘症は，「慢性的に続く便秘のために日常生活に支障をきたしたり，身体にも様々な支障をきたしうる病態」と定義される． 【推奨の強さ：―（推奨なし），エビデンスレベル：B】

解説

　本邦の「慢性便秘症診療ガイドライン 2017」では，便秘は「本来体外に排出すべき糞便を十分量かつ快適に排出できない状態」と定義されている[1]．この便秘の定義は，海外で用いられている便秘の定義と乖離を認め，機能性消化管疾患の国際指針である Rome IV 基準[2] に準拠した慢性便秘症の診断基準に必ずしも合致しない（BQ 1-2 参照）．以上を背景に，本ガイドライン作成委員会にて，「慢性便秘症診療ガイドライン 2017」で提唱された便秘の定義を改訂することが決定した．海外では，便秘は「糞便が大腸内に滞り，排便回数が少ない状態」や「直腸内にある糞便を快適に排泄できない状態」とされ[3~9]，慢性便秘は，「兎糞状便・硬便，排便回数の減少，過度な怒責，残便感，直腸肛門の閉塞感さらに用手的排便介助の必要性といった排便困難に関連する症状などを慢性的に認める状態」と記載されている[10~13]．以上の背景に基づいて，本ガイドラインでは，便秘は，「本来排泄すべき糞便が大腸内に滞ることによる兎糞状便・硬便，排便回数の減少や，糞便を快適に排泄できないことによる過度な怒責，残便感，直腸肛門の閉塞感，排便困難感を認める状態」とした．本ガイドラインでは，慢性便秘症を排便回数減少型と排便困難型に分類したが（BQ 1-1 参照），糞便が大腸内に滞った状態は排便回数減少型を意味するのに対し，直腸にある糞便が快適に排泄できない状態は排便困難型を意味する．

　一方，「慢性便秘症」は上記で定義される便秘が慢性的に続くことによって，学業，就労，睡眠といった日常生活に影響を及ぼす症状をきたし，検査，食事・生活指導または薬物治療が必要な病態である．また，内臓感覚鈍麻や認知症などが理由でたとえ自覚症状は訴えなくても，便秘が慢性的に続くことによって，直腸潰瘍，糞便性腸閉塞，消化管穿孔などの消化管局所の合併症を引き起こすのみならず，冠動脈性心疾患，脳卒中，神経変性疾患などの全身疾患の発症リスクを上昇させることで身体に様々な支障をきたしうるために，医療介入が必要な病態でもある．このような背景から，慢性便秘症を「慢性的に続く便秘のために日常生活に支障をきたしたり，身体にも様々な支障をきたしうる病態」と定義した．なお，便秘は状態名であり疾患名ではない．便形状が兎糞状便・硬便，または排便回数の減少は便秘であることを意味するが，日常生活に支障をきたしたり，身体に支障をきたしうる病態でなければ便秘症ではない．

　最後に，「慢性」が示す期間については，Rome IV 基準および「慢性便秘症診療ガイドライン 2017」にて定義される「6 ヵ月以上前から各症状が発症し，最近 3 ヵ月間はその症状が持続して

いる」に準拠する．ただし，医療場面の多様性を考慮し，日常診療においては慢性を具体的な期間で区切らず，患者を診察する医師の判断に委ねることとする．

文献

1）日本消化器病学会関連研究会 慢性便秘の診断・治療研究会（編）．慢性便秘症診療ガイドライン 2017，南江堂，東京，2017（ガイドライン）

2）Lacy BE, Mearin F, Chang L, et al. Bowel disorders. Gastroenterology 2016; **150**: 1393-1407（Rome Ⅳ）（ガイドライン）

3）Pemberton JH, Rath DM, Ilstrup DM. Evaluation and surgical treatment of severe chronic constipation Ann Surg 1991; **214**: 403-411; discussion 411-403（横断）

4）Lembo A, Camilleri M. Chronic constipation. N Engl J Med 2003; **349**: 1360-1368

5）Chatoor D, Emmnauel A. Constipation and evacuation disorders Best Pract Res Clin Gastroenterol 2009; **23**: 517-530

6）Gray JR. What is chronic constipation? definition and diagnosis. Can J Gastroenterol 2011; **25** (Suppl): B7B-B10B

7）Tack J, Muller-Lissner S, Stanghellini V, et al. Diagnosis and treatment of chronic constipation: a European perspective. Neurogastroenterol Motil 2011; **23**: 697-710

8）Lacy BE, Levenick JM, Crowell M. Chronic constipation: new diagnostic and treatment approaches. Therap Adv Gastroenterol 2012; **5**: 233-247

9）Serra J, Pohl D, Azpiroz F, et al. European society of neurogastroenterology and motility guidelines on functional constipation in adults. Neurogastroenterol Motil 2020; **32**: e13762（ガイドライン）

10）Shin JE, Jung HK, Lee TH, et al. Guidelines for the Diagnosis and Treatment of Chronic Functional Constipation in Korea, 2015 Revised Edition. J Neurogastroenterol Motil 2016; **22**: 383-411（ガイドライン）

11）Ghoshal UC. Chronic constipation in Rome Ⅳ era: The Indian perspective. Indian J Gastroenterol 2017; **36**: 163-173

12）Aziz I, Whitehead WE, Palsson OS, et al. An approach to the diagnosis and management of Rome Ⅳ functional disorders of chronic constipation. Expert Rev Gastroenterol Hepatol 2020; **14**: 39-46

13）Włodarczyk J, Waśniewska A, Fichna J, et al. Current overview on clinical management of chronic constipation. J Clin Med 2021; **10**: 1738

慢性便秘症はどのように分類されるか？

回答

●慢性便秘症は，一次性便秘症として，機能性便秘症，便秘型過敏性腸症候群および非狭窄性器質性便秘症（小腸・結腸障害型と直腸・肛門障害型）に分類される．また，二次性便秘症として，薬剤性便秘症（オピオイド誘発性便秘症を含む），症候性便秘症および狭窄性器質性便秘症に分類される．症状の観点から「排便回数減少型」と「排便困難型」に分類される．

解説

機能性消化管疾患の国際指針である Rome IV 基準により定義される疾患のなかで，慢性便秘症を呈する疾患は，機能性便秘症，便秘型過敏性腸症候群，オピオイド誘発性便秘症および機能性便排出障害である[1,2]．なお，機能性便排出障害は，病態分類として提唱される大腸通過正常型，大腸通過遅延型とともに機能性便秘症と便秘型過敏性腸症候群で認める病態のひとつである[3~5]．また，機能性便秘症は便秘型過敏性腸症候群と連続したスペクトラムと考えてよい．

慢性的に続く便秘によって日常生活や身体に様々な支障をきたしたり，身体に支障をきたしうる病態として定義される慢性便秘症には，上記疾患に加えて種々の病態が含まれる．器質性疾患に起因する器質性便秘症，オピオイド以外でも三環系抗うつ薬や抗精神病薬などの薬剤作用に起因する薬剤性便秘症，および糖尿病，甲状腺機能低下症などの基礎疾患に起因する症候性便秘症である[6,7]．「慢性便秘症診療ガイドライン2017」では器質性便秘症をさらに大腸癌やクローン病に代表される腫瘍性または非腫瘍性の消化管狭窄によって糞便の通過が物理的に障害されることによって生じる狭窄性器質性便秘症と慢性偽性腸閉塞症や直腸瘤に代表される消化管の形態変化や運動障害に伴う非狭窄性器質性便秘症に亜分類している[8]．狭窄性器質性便秘症が二次的に慢性便秘症をきたした病態であるのに対して，非狭窄性器質性便秘症はそれ自体が慢性便秘症の原因となる病態である．

このような背景に基づいて本ガイドラインでは，慢性便秘症を次のように分類した（図1）．一次性便秘症として，機能性便秘症，便秘型過敏性腸症候群および非狭窄性器質性便秘症に分類した．なお，機能性便秘症と便秘型過敏性腸症候群は連続したスペクトラムと考えられる疾患であり，明確に鑑別するのが困難である．さらに機能性便秘症と便秘型過敏性腸症候群の病態分類として機能性便排出障害，大腸通過正常型および大腸通過遅延型に亜分類できる．ただ現時点では大腸通過時間を正確に評価できる検査法がないため，今後の検討課題である．機能性便排出障害は，正常から逸脱する直腸肛門排便障害がないにもかかわらず，便排出機能の低下と直腸肛門感覚変化が伴うことで排便困難感や残便感を生じる状態である．また，非狭窄性器質性便秘症は，慢性偽性腸閉塞症，巨大結腸など小腸・結腸に形態変化や運動障害を認める小腸・結腸障害型，および器質性便排出障害として直腸瘤，直腸重積，肛門アカラシアなど直腸・肛門に形態変化や運動障害を認める直腸・肛門障害型に亜分類できる．一方，二次性便秘症として，薬剤性便秘症（オピオイド誘発性便秘症を含む），症候性便秘症および狭窄性器質性便秘症に分類した．

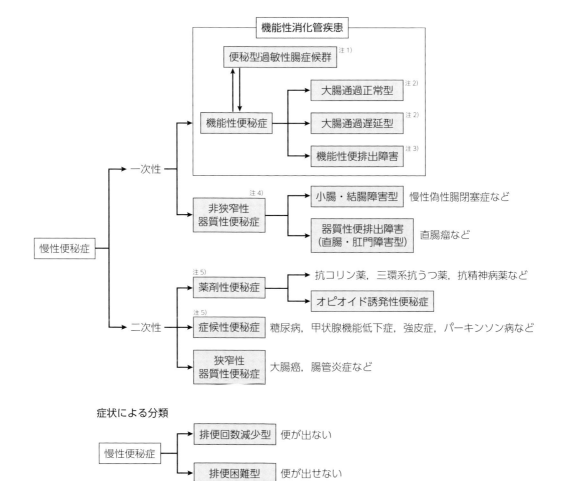

図1　慢性便秘症の分類

注1）機能性便秘症と便秘型過敏性腸症候群は連続したスペクトラムと考えられる疾患であり，明確に鑑別するのが困難である．
注2）現時点では大腸通過時間を正確に評価できる modality がないため，今後の検討課題である．
注3）機能性便秘症および便秘型過敏性腸症候群に合併するひとつの病型である．骨盤底筋協調運動障害，会陰下降症候群も含む．
注4）腸管の形態変化を伴うもの．正常から明らかに逸脱する消化管運動障害を伴う慢性便秘症が含まれる．
注5）必ずしも，機能性便秘症および非狭窄性器質性便秘症と区別できるものではない．

　Rome Ⅳ基準の考え方として，消化管疾患の主要領域を，器質性疾患，消化管運動障害および機能性消化管疾患の３つに分類することが提案されている[9]．すなわち，消化管運動変化に起因する消化管疾患は，正常の範疇から逸脱する消化管運動変化に起因する消化管運動障害と正常の範疇の消化管運動変化にもかかわらず内臓感覚変化が絡むことで発症する機能性消化管疾患の２つに分類される．今後，消化管機能検査法の発展によって客観的評価が可能となることで，非狭窄性器質性便秘症や機能性便秘症における大腸通過遅延型は消化管運動障害に伴う慢性便秘症に分類することが提案される．すでに本邦でも，慢性便秘症の分類のひとつとして消化管運動障害に伴う便秘症が提案されている[7]．薬剤性便秘症と症候性便秘症は，必ずしも機能性便

秘症と非狭窄性器質性便秘症と区別できるものではない．なお，日常の慢性便秘症診療においては，症状の観点から便が出ない「排便回数減少型」と便が出せない「排便困難型」に分類される．2つの病型は合併することもある．

文献

1) Lacy BE, Mearin F, Chang L, et al. Bowel disorders. Gastroenterology 2016; **150**: 1393-1407（Rome Ⅳ）（ガイドライン）
2) Aziz I, Whitehead W, Palsson O, et al. An approach to the diagnosis and management of Rome Ⅳ functional disorders of chronic constipation. Expert Rev Gastroenterol Hepatol 2020; **14**: 39-46
3) Tack J, Muller-Lissner S, Stanghellini V, et al. Diagnosis and treatment of chronic constipation: a European perspective. Neurogastroenterol Motil 2011; **23**: 697-710
4) Bharucha AE, Pemberton JH, Locke GR 3rd. American Gastroenterological Association technical review on constipation. Gastroenterology 2013; **144**: 218-238
5) Shin J, Jung K, Lee H, et al. Guidelines for the Diagnosis and Treatment of Chronic Functional Constipation in Korea, 2015 Revised Edition. J Neurogastroenterol Motil 2016; **22**: 383-411（ガイドライン）
6) 大久保秀則，冬木晶子，中島　淳．【これ一冊でわかる　消化器　診断基準と分類法】機能性疾患—慢性便秘症．診断と治療 2017; **105** (Suppl): 271-276
7) 福土　審．【便秘症診療の最前線】慢性便秘症の病態と分類．The GI Forefront 2020; **16**: 14-17
8) 日本消化器病学会関連研究会 慢性便秘の診断・治療研究会（編）．慢性便秘症診療ガイドライン 2017．南江堂，東京，2017（ガイドライン）
9) Drossman DA. Functional gastrointestinal disorders: history, pathophysiology, clinical features and Rome Ⅳ. Gastroenterology 2016; **150**: 1262-1279

BQ 1-2

慢性便秘症の診断基準は何か？

回 答

● 慢性便秘症の診断基準を 表1 に示す．排便中核症状（便形状，排便回数）および排便周辺症状（怒責，残便感，直腸肛門の閉塞感・困難感，用手的介助）を加味し，「慢性便秘症診療ガイドライン 2017」に準じて診断する．

解説

　本ガイドラインにおける「慢性便秘症」の診断は，排便中核症状（便形状，排便回数）および排便周辺症状（怒責，残便感，直腸肛門の閉塞感・困難感，用手的介助）を加味し，「慢性便秘症診療ガイドライン 2017」[1] に準じて診断する．「慢性便秘症」の診断基準を下記（表1）に示す．

　毎日排便がなくても，週に３回以上排便があり，兎糞状便または硬便でなく，残便感や排便困難感がなければ，診断基準上，慢性便秘症ではないということになる．一方，毎日排便があっても，残便感や排便困難感を自覚したり，兎糞状便または硬便があったりする場合は，診断基準上，慢性便秘症となる．日常臨床の場では，慢性便秘症と診断するために本ガイドラインの診断基準を必ずしも満たす必要はなく，慢性的に便秘が続くために日常生活に支障をきたしたり，身体にも様々な支障をきたしうる病態と判断されれば，この診断基準にこだわらず，慢性便秘症と診断することが望ましい．

　「慢性便秘症診療ガイドライン 2017」の慢性便秘症の診断基準は，機能性消化管疾患の診断や治療の国際基準を規定する Rome Ⅳ[2] の機能性便秘症の診断基準に準じて作成された．週に３回以上便が出ない人は腹部膨満や排便困難に悩むことが多く，排便時４回に１回以上の頻度で排便困難感や残便感を伴う人は日常生活に支障をきたすため，何らかの医療介入を必要とすることが多いという疫学的データに基づいている．機能性便秘症の診断基準では，単に排便回数が少ないだけでは便秘症と診断されず，排便困難感や残便感といった他の便秘に伴う症状を加味しており，その一方で，自発的な排便回数が週に３回以上あっても排便困難感や残便感などの便排出障害による症状が２項目以上あれば慢性便秘症と診断され，慢性便秘症の診断に便排出障害も含まれている．この診断基準は，機能性便秘症以外にも，消化管運動機能障害に起因する非狭窄性器質性便秘症，薬剤性便秘症，症候性便秘症，器質性便秘症を含むもので慢性便秘症の診断基準として適している．ただし，Rome Ⅳ基準では，過敏性腸症候群（irritable bowel syndrome：IBS）を機能性便秘症から除外しているが，便秘型過敏性腸症候群は機能性便秘症と連続したスペクトラムと考えられるため，実際の日常臨床では慢性便秘症の原因のひとつとして考えたほうが合理的である．そのため，「慢性便秘症診療ガイドライン 2017」の診断基準では，Rome Ⅳに記載されている「過敏性腸症候群（IBS）の基準を満たさない」と「下剤を使用しないときに軟便になることはまれである」の条件は除外されており，日常臨床に寄り添ったガイドラインとなっている．「慢性便秘症診療ガイドライン 2017」の便秘症の診断基準は，客観的指標となる排便中核症状（Defecation core symptom：便形状，排便回数）と自覚症状と排便補助手段を含む排便周辺症状（Defecation peripheral symptom：怒責，残便感，直腸肛門の閉塞感・困難感，用手的介助）からなる６項目で構成される．また，Rome Ⅳならびに「慢性便秘症診療ガイドライ

表1　慢性便秘症の診断基準（Rome Ⅳ診断基準より翻訳作成）

1.「便秘症」の診断基準

以下の6項目のうち，2項目以上を満たす．
排便中核症状（Defecation core symptom）
- C1（便形状）：排便の4分の1超の頻度で，兎糞状便または硬便（BSFSで タイプ1か2）である．
- C2（排便頻度）：自発的な排便回数が，週に3回未満である．

排便周辺症状（Defecation peripheral symptom）
- P1（怒責）：排便の4分の1超の頻度で，強くいきむ必要がある．
- P2（残便感）：排便の4分の1超の頻度で，残便感を感じる．
- P3（直腸肛門の閉塞感・困難感）：排便の4分の1超の頻度で，直腸肛門の 閉塞感や排便困難感がある．
- P4（用手的介助）：排便の4分の1超の頻度で，用手的な排便介助が必要で ある（摘便・会陰部圧迫など）．

2.「慢性」の診断基準

6ヵ月以上前から症状があり，最近3ヵ月間は上記の基準を満たしていること．
ただし，「日常診療」においては，患者を診察する医師の判断に委ねる．

BSFS：Bristol Stool Form Scale（ブリストル便形状スケール）
(Lacy BE, et al. Gastroenterology 2016; 150: 1393-1407 [2] より作成)

BSFS：ブリストル便形状スケール

Type

1	小塊が分離した木の実状の硬便・通過困難
2	小塊が融合したソーセージ状の硬便
3	表面に亀裂のあるソーセージ状の便
4	平滑で柔らかいソーセージ状の便
5	小塊の辺縁が鋭く切れた軟便・通過容易
6	不定形で辺縁不整の崩れた便
7	固形物を含まない水様便

(O'Donnell LJD, et al. Br Med J 1990; 300: 439-440
Longstreth GF, et al. Gastroenterology 2006; 130: 1480-1491)

ン2017」に準じて，本ガイドラインでも「慢性」を定義したが，6ヵ月以上前から各症状が発症 し，最近3ヵ月間はその症状が持続しているとする「慢性」の定義は本邦における日常診療に必 ずしも適していないと考えられるため，本ガイドラインでは，「日常診療」においては慢性を具 体的な期間で区切らず，患者を診察する医師が判断できることを附記した．

文献

1) 日本消化器病学会関連研究会 慢性便秘の診断・治療研究会（編）．慢性便秘症診療ガイドライン 2017．南江堂，東京，2017（ガイドライン）
2) Lacy BE, Mearin F, Chang L, et al. Bowel disorders. Gastroenterology 2016; 150: 1393-1407（Rome Ⅳ）（ガイドライン）

FRQ 1-1

難治性慢性便秘症はどのように定義されるか？

回　答
●正式な定義は存在しないが，「病態生理に基づいた適切な治療を行っているにもかかわらず十分な改善がみられない慢性便秘症」とするのが現時点では標準的である．

解説

　日常診療において「難治性慢性便秘症」は頻繁に使われる用語であるが，機能性消化管疾患の国際標準基準である Rome 基準においても明記はなく，現在，正式な定義は存在しない．しかしながら，様々な慢性便秘症に対する新規治療薬・治療法が開発されるなか，治療アルゴリズムを考えるうえで「難治性慢性便秘症」を定義することは重要である．

　2011 年 Kurniawan らは「初期治療に反応しない患者」を難治性慢性便秘症と記載している[1]．一方，2012 年 Lacy らは，「生活習慣の改善および治療薬（処方薬もしくは市販薬）をきちんと使用しているにもかかわらず便秘症状が持続する患者」を難治性慢性便秘症としている[2]．さらに2018 年 Wilkinson-Smith らは，難治性慢性便秘症は「病態生理に基づいた適切な治療（薬剤療法および行動療法）を行っているにもかかわらず，客観的スケールに基づく十分な改善がない状態」と記載している[3]．しかしながら，近年のメタアナリシス[4]によると，61 報の既報論文において，総じて「治療薬に対する反応性が十分でない」ことを「難治性」としているものの，選択薬剤の種類，選択順序，用量および投薬期間における明確なコンセンサスはない，としている．

　一方で，臨床現場では（医師の慢性便秘症に対する理解不十分，また二次性慢性便秘症の原因となる背景疾患や薬剤性便秘症を除外できていないなど）十分なアセスメントがなされないまま「難治性慢性便秘症」と早合点されていることが多いため，「難治性」と判断する前に十分な評価が必要である，と注意喚起する論文もある[5]．

　なお，小児領域においては明確な定義が存在し，ESPGHAN（欧州小児栄養消化器肝臓学会）と NASPGHAN（北米小児消化器肝臓栄養学会）からのガイドラインにおいて，「少なくとも 3 ヵ月以上適切な治療を行っているにもかかわらず，改善がみられない便秘症」を難治性慢性便秘症と定義する，と明記されている[6]．

文献

1) Kurniawan I, Simadibrata M. Management of chronic constipation in the elderly. Acta Med Indones 2011; **43**: 195-205（メタ）
2) Lacy BE, Levenick J, Crowell M. Recent advances in the management of difficult constipation. Curr Gastroenterol Rep 2012; **14**: 306-312（メタ）
3) Wilkinson-Smith V, Bharucha AE, Emmanuel A, et al. When all seems lost: management of refractory constipation-surgery, rectal irrigation, percutaneous endoscopic colostomy, and more. Neurogastroenterol Motil 2018; **30**: e13352（メタ）
4) Soh AYS, Kang JY, Siah KTH, et al. Searching for a definition for pharmacologically refractory constipation: a systematic review. J Gastroenterol Hepatol 2018; **33**: 564-575（メタ）
5) Bassotti G, Blandizzi C. Understanding and treating refractory constipation. World J Gastrointest Pharmacol Ther 2014; **5**: 77-85（メタ）

6) Tabbers M, DiLorenzo M, Berger C, et al. Evaluation and Treatment of Functional Constipation in Infants and Children Evidence-Based Recommendations From ESPGHAN and NASPGHAN. J Pediatr Gastroenterol Nutr 2014; **58**: 258-274（ガイドライン）

第2章
疫学

BQ 2-1

慢性便秘症の有病率はどれくらいか？

回 答

● 機能性便秘症と便秘型過敏性腸症候群を含む慢性便秘症の有病率は，国や地域，用いる診断基準の違いによって大きくばらつきがあるものの，およそ10〜15%と見積もられる．

解説

慢性便秘症の有病率は，国や地域によって，また用いる診断基準によってもばらつきが認められる．本邦では，令和元年の厚生労働省の国民生活健康基礎調査によると便秘の有訴者率は男性2.5%，女性4.4%であり，全体的には女性が男性よりも便秘を認めやすいものの，加齢とともに男女とも有訴者率が上昇し，70歳以降になると性差が認められなくなる[1]．一方，本邦の医療機関における検診受診者を対象にした質問票調査（n＝10,658）では，便秘症状の頻度は19.2%，Rome IV基準による機能性便秘症の有病率は2.1%と報告された[2]．また，近年ではインターネットを利用した便秘に関する調査も行われている．本邦の一般的な人口構成に合わせて抽出された3,000名を対象としたインターネット調査では，機能性便秘症の有病率は8.7%，便秘型過敏性腸症候群の有病率は5.0%であった（Rome III基準）[3]．別のインターネット調査（n＝5,155）では，便秘症状の頻度は28.4%であり，Rome III基準による機能性便秘症の有病率は14.8%，便秘型過敏性腸症候群の有病率は2.7%であったが，日本内科学会による便秘診断基準を用いると10.1%にとどまっていた[4]．さらに，本邦の20歳から69歳の10,000名の一般生活者に対して行った最新のインターネット調査にて，慢性便秘症の有病率はRome IV基準では4.4%，「慢性便秘症診療ガイドライン2017」の基準では38%であった[5]．すなわち，使用する診断基準によって慢性便秘症の有病率に乖離が認められる．欧米3ヵ国（米国，英国，カナダ）の人口ベース集計（n＝5,931）によると，Rome IV基準による機能性便秘症の有病率は7.8%（95%CI 7.1〜8.5）であり，女性，若年層（18〜34歳 vs. 50〜64歳，65歳以上）に多い傾向にあった[6]．一方，Rome III基準を用いると，Rome IV基準に比べて機能性便秘症の有病率（5.6%，95%CI 5.0〜6.2）は低下した[6]．33ヵ国で同時に実施されたRome IV基準による大規模インターネット調査（n＝54,127）では，全体の機能性便秘症の有病率は11.7%（95%CI 11.4〜12.0）であり，本邦に限ると16.6%（95%CI 15.1〜18.0）であった[7]．本研究は横断研究ではあるが，各国の人口基盤に基づいて多国籍同時に無作為抽出によって得られた研究結果であり，メタアナリシスとは異なるエビデンスの質の高さがある．さらに，45編の研究（n＝275,260）を用いたメタアナリシスでは，Rome III，IV基準を用いた場合の機能性便秘症の有病率はそれぞれ10.4%（95%CI 6.5〜14.9），10.1%（95%CI 8.7〜11.6）であり，女性で有病率が高かった[8]．しかし，若年層と中年層以上を比較すると有病率に有意な違いは認められなかった．実際のところ各国によって有病率にばらつきがみられており，環境，民族，食生活，遺伝などの要因を検討する必要性が述べられている．

文献

1） 厚生労働省大臣官房統計情報部人口動態・保健社会統計課世帯統計室．令和元年国民生活基礎調査の概況．厚生労働省，2020（横断）

2） Otani K, Watanabe T, Takahashi K, et al. Prevalence and risk factors of functional constipation in the Rome Ⅳ criteria during a medical check-up in Japan. J Gastroenterol Hepatol 2021; **36**: 2157-2164（横断）

3） Kawamura Y, Yamamoto S, Funaki Y, et al. Internet survey on the actual situation of constipation in the Japanese population under 70 years old: focus on functional constipation and constipation-predominant irritable bowel syndrome. J Gastroenterol 2020; 55: 27-38（横断）

4） Tamura A, Tomita T, Oshima T, et al. Prevalence and self-recognition of chronic constipation: results of an internet survey. J Neurogastroenterol Motil 2016; **22**: 677-685（横断）

5） Ogasawara N, Funaki Y, Kasugai K, et al. Overlap between constipation and gastroesophageal reflux disease in Japan: results from an internet survey. J Neurogastroenterol Motil 2022; **28**: 291-302

6） Palsson OS, Whitehead W, Törnblom H, et al. Prevalence of Rome Ⅳ functional bowel disorders among adults in the United States, Canada, and the United Kingdom. Gastroenterology 2020; **158**: 1262-1273（横断）

7） Sperber AD, Bangdiwala SI, Drossman DA, et al. Worldwide prevalence and burden of functional gastrointestinal disorders, results of Rome foundation global study. Gastroenterology 2021; **160**: 99-114.e3（横断）

8） Barberio B, Judge C, Savarino EV, et al. Global prevalence of functional constipation according to the Rome criteria: a systematic review and meta-analysis. Lancet Gastroenterol Hepatol 2021; **6**: 638-648（メタ）

慢性便秘症の発症リスクは何か？

回答

● 慢性便秘症の背景因子・発症リスクとして，性別（女性），身体活動性の低下，腹部手術歴，特定の基礎疾患（精神疾患や神経疾患など），加齢，および一部の薬剤が示されている．

解説

　慢性便秘症の背景因子・発症リスクとして，性別，身体活動性，主観的健康度，腹部手術歴，特定の基礎疾患，加齢，およびある種の薬剤が関連する[1~3]．なお，基礎疾患，加齢，薬剤については，別項で記載する．それぞれ，BQ 3-3，BQ 3-4，BQ 3-5 を参照されたい．

　①性別：女性に多く，世界的なシステマティックレビュー[4]では女性/男性比は 2.22 と報告している．

　②身体活動性：エビデンスは限られているが，身体活動性が低いほど慢性便秘症の発症率が有意に高くなる[5,6]．

　③腹部手術歴：特に大腸・肛門手術や婦人科手術などは慢性便秘症の発症リスクを高くすることが複数の疫学調査でわかっている[7~10]．

　一方，肥満と慢性便秘症の関連性については報告によって結果が異なっており，食物繊維や水分摂取量の低下などの生活習慣が慢性便秘の発症率を高めるかどうかについては現状ではエビデンス不足である．また，収入レベル・教育年数といった社会経済的地位については慢性便秘症の有病率と負の相関があるとする報告が複数存在するものの，国や地域によって結果は様々であり結論は得られていない．このように，多くの潜在的リスク因子については，エビデンス不十分，報告ごとに結果が異なるなどの理由から現状では慢性便秘症との関連性を結論づけることができない．

　近年，腸内細菌叢の異常（dysbiosis）との関連性が着目されている．すなわち，便形状と腸内細菌叢が関連している可能性がある．腸管通過時間遅延を反映する硬便（BSFS 1~2）において，*Ruminococcaceae* 科，*Bacteroides* 属，*Bifidobacterium* 属などの構成比が多いことが報告されていること[11,12]や，糞便移植により便通異常が改善すること[13,14]が報告されている．このように dysbiosis は慢性便秘症に関与していると思われるが，細菌叢所見は報告ごとに多様であり明確なコンセンサスは得られていない[15]．

　遺伝的要因については，便秘症の家族内集積を示す報告[16]もあれば否定的な報告[17]もあり，現状では結論が得られていない．セロトニントランスポーター（SERT）の遺伝子多型が東アジア人において便秘型過敏性腸症候群の発症に関与する報告があるが[18]，慢性便秘症との関連性はわかっていない．

　さらに幅広く関連データを集積し，多変量解析によって何が真のリスク因子なのかを明らかにすることが今後の課題である．

文献

1) Werth BL, Christopher SA. Potential risk factors for constipation in the community. World J Gastroenterol 2021; **27**: 2795-2817（メタ）

2) Bitar K, Greenwood-Van Meerveld B, Saad R, et al. Aging and gastrointestinal neuromuscular function: insights from within and outside the gut. Neurogastroenterol Motil 2011; **23**: 490-501

3) Lagier E, Delvaux M, Vellas B, et al. Influence of age on rectal tone and sensitivity to distension in healthy subjects. Neurogastroenterol Motil 1999; **11**: 101-107（ケースコントロール）

4) Suares NC, Ford AC. Prevalence of, and risk factors for, chronic idiopathic constipation in the community: systematic review and meta-analysis. Am J Gastroenterol 2011; **106**: 1582-1591（メタ）

5) Moezi P, Salehi A, Molavi H, et al. Prevalence of chronic constipation and its associated factors in pars cohort study: a study of 9000 adults in southern iran. Middle East J Dig Dis 2018; **10**: 75-83（コホート）

6) Rey E, Balboa A, Mearin F. Chronic constipation, irritable bowel syndrome with constipation and constipation with pain/discomfort: similarities and differences. Am J Gastroenterol 2014; **109**: 876-884（横断）

7) Choung RS, Rey E, Richard Locke G 3rd, et al. Chronic constipation and co-morbidities: a prospective population-based nested case-control study. United European Gastroenterol J 2016; **4**: 142-151（ケースコントロール）

8) Sorouri M, Pourhoseingholi MA, Vahedi M, et al. Functional bowel disorders in Iranian population using Rome Ⅲ criteria. Saudi J Gastroenterol 2010; **16**: 154-160（横断）

9) Schmidt FM, de Gouveia Santos VL, de Cássia Domansky R, et al. Constipation: prevalence and associated factors in adults living in londrina, Southern Brazil. Gastroenterol Nurs 2016; **39**: 204-211（横断）

10) Choung RS, Locke GR 3rd, Schleck CD, et al. Cumulative incidence of chronic constipation: a population-based study 1988-2003. Aliment Pharmacol Ther 2007; **26**: 1521-1528（横断）

11) Vandeputte D, Falony G, Vieira-Silva S, et al. Stool consistency is strongly associated with gut microbiota richness and composition, enterotypes and bacterial growth rates. Gut 2016; **65**: 57 62（横断）

12) Takagi T, Naito Y, Inoue R, et al. Differences in gut microbiota associated with age, sex, and stool consistency in healthy Japanese subjects. J Gastroenterol 2019; **54**: 53-63（横断）

13) Ge X, Zhao W, Ding C, et al. Potential role of fecal microbiota from patients with slow transit constipation in the regulation of gastrointestinal motility. Sci Rep 2017; **7**: 441（横断）

14) Tian H, Ge X, Nie Y, et al. Fecal microbiota transplantation in patients with slow-transit constipation: a randomized, clinical trial. PLoS One 2017; **12**: e0171308（ランダム）

15) Ohkusa T, Koido S, Nishikawa Y, et al. Gut microbiota and chronic constipation: a review and update. Front Med (Lausanne) 2019; **6**: 19（メタ）

16) Chan AO, Hui WM, Lam KF, et al. Familial aggregation in constipated subjects in a tertiary referral center. Am J Gastroenterol 2007; **102**: 149-152（ケースコントロール）

17) Chang JY, Locke GR 3rd, Schleck CD, et al. Lack of familial aggregation in chronic constipation excluding irritable bowel syndrome: a population-based study. Dig Dis Sci 2015; **60**: 1358-1365（ケースコントロール）

18) Zhang ZF, Duan ZJ, Wang LX, et al. The serotonin transporter gene polymorphism (5-HTTLPR) and irritable bowel syndrome: a meta-analysis of 25 studies. BMC Gastroenterol 2014; **14**: 23（メタ）

慢性便秘症は QOL を低下させるか？

回 答

● 慢性便秘症は QOL を低下させる.

解説

　健康関連 QOL を測定する包括的尺度のうち SF-36 もしくは SF-12 において，慢性便秘症患者は健常人と比較して，全体的健康感（GH），社会生活機能（SF），心の健康（MH）の下位尺度でQOL の低下を認め[1]，女性は男性より QOL が低下し[2,3]，特に 70 歳以上の女性の難治性慢性便秘症患者の QOL が低下していることが報告されている[4,5]．また，小児慢性便秘症患者でも QOLが低下していた[6,7]．包括的 QOL 尺度である Psychological General Well-Being Index（PGWBI）を用いて慢性便秘症の QOL を検討すると，健常人と比較して QOL が有意に低下し[8]，これら低下した QOL は腹部症状のスコアである Gastrointestinal Symptom Rating Scale（GSRS）もしくは身体活動度と相関を認めた[8,9]．また，データベースを用いた日本人の大規模調査では，慢性便秘症患者の QOL は，胃食道逆流症患者と同程度であり，糖尿病患者より精神的サマリースコア（mental component summary：MCS）は有意に低いこと，さらに慢性便秘症の QOL（SF-12，EQ-5D）や労働生産性（Work Productivity and Activity Impairment：WPAI）は有意に低下しており，その経済的損失は年間約 122 万円に相当することが報告されている（図 1）[10]．

　慢性便秘症における疾患特異的尺度として，Patient Assessment of Constipation Quality of Life（PAC-QOL）questionnaire が確立され，日本語での信頼性および妥当性の評価されている[11]．PAC-QOL と PAC-SYM を用いた検討では，排便回数減少型，排便困難型の慢性便秘症患者，重度の便秘症状を有する患者では著しく QOL が低下していた[12,13]．また，PAC-QOL は便形状と関連し，Bristol Stool Form Scale（BSFS）の type 4 が最も QOL スコアが高いことが示されている[14]．

文献

1) Ruszkowski J, Heleniak Z, Król E, et al. Constipation and the quality of life in conservatively treated chronic kidney disease patients: a cross-sectional study. Int J Med Sci 2020; **17**: 2954-2963（横断）

2) Belsey J, Greenfield S, Candy D, et al. Systematic review: impact of constipation on quality of life in adults and children. Aliment Pharmacol Ther 2010; **31**: 938-949（メタ）

3) Wald A, Scarpignato C, Kamm MA, et al. The burden of constipation on quality of life: results of a multinational survey. Aliment Pharmacol Ther 2007; **26**: 227-236（ケースコントロール）

4) Koloski NA, Jones M, Wai R, et al. Impact of persistent constipation on health-related quality of life and mortality in older community-dwelling women. Am J Gastroenterol 2013; **108**: 1152-1158（横断）

5) Arco S, Saldaña E, Serra-Prat M, et al. Functional constipation in older adults: prevalence, clinical symptoms and subtypes, association with frailty, and impact on quality of life. Gerontology 2022; **68**: 397-406（横断）

6) Vriesman MH, Rajindrajith S, Koppen IJN, et al. Quality of life in children with functional constipation: a systematic review and meta-Analysis. J Pediatr 2019; **214**: 141-150（メタ）

7) Rajindrajith S, Ranathunga N, Jayawickrama N, et al. Behavioral and emotional problems in adolescents with constipation and their association with quality of life. PLoS One 2020; **15**: e0239092（ケースコントロール）

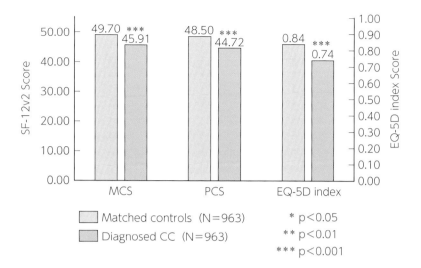

図1　慢性便秘症患者の QOL

慢性便秘症の QOL（SF-12, EQ-5D）は，コントロールに対して有意に低下している。
MCS：mental component summary，PCS：physical component summary，
CC：chronic constipation
（Tomita T, et al. J Gastroenterol Hepatol 2021; 36: 1529-1537 [10] より引用）

8) Glia A, Lindberg G. Quality of life in patients with different types of functional constipation. Scand J Gastroenterol 1997; 32: 1083-1089（横断）

9) Tuteja AK, Tally NJ, Joos SK, et al. Is constipation associated with decreased physical activity in normally active subjects? Am J Gastroenterol 2005; 100: 124-129（横断）

10) Tomita T, Kazumori K, Baba K, et al. Impact of chronic constipation on health-related quality of life and work productivity in Japan. J Gastroenterol Hepatol 2021; 36: 1529-1537（横断）

11) Nomura H, Agatsuma T, Mimura T. Validity and reliability of the Japanese version of the Patient Assessment of Constipation Quality of Life questionnaire. J Gastroenterol 2014; 49: 667-673（横断）

12) Flourié B, Not D, François C, et al. Factors associated with impaired quality of life in French patients with chronic idiopathic constipation: a cross-sectional study. Eur J Gastroenterol Hepatol 2016; 28: 525-531（横断）

13) Nojkov B, Baker J, Menees S, et al. Is dyssynergic defecation an unrecognized cause of chronic constipation in patients using opioids? Am J Gastroenterol 2019; 114: 1772-1777（ケースコントロール）

14) Ohkubo H, Yoshihara T, Misawa N, et al. Relationship between stool form and quality of life in patients with chronic constipation: an internet questionnaire survey. Digestion 2021; 102: 147-154（横断）

慢性便秘症は長期予後に影響を与えるか？

回　答

● 慢性便秘症は，心血管疾患の発症・死亡リスクの上昇，パーキンソン病や腎疾患の発症リスクの上昇に関与するため，長期予後に影響を与える可能性がある．しかしながら，大腸癌の発生への関与は不明である．

解説

　排便時に過度の怒責（いきみ）を行うと排便失神をきたしやすくなり，循環器系に負荷がかかりやすいことが知られている[1]．さらに，慢性便秘症では腸内細菌叢の異常（dysbiosis）により腸内代謝物が変化しており，動脈硬化や心血管疾患など様々な疾患の発症にかかわっている可能性がある[2]．

　1つの前向きコホート研究にて，慢性便秘症は生存率を低下させることが示された（HR＝1.23，95％CI 1.03～1.37）[3]．また，別の大規模なコホート研究において，便秘は冠動脈疾患，狭心症，心筋梗塞，冠動脈血行再建術，虚血性脳血管障害などの心血管イベントの発生リスクを上昇させた（図1）[4]．また，日本人 45,112 名を対象として 13.3 年間追跡した前向きコホート研究では，排便回数が少ないほど心血管疾患による死亡リスクが上昇した（1日1回以上の排便群と比較して，2～3日に1回の排便群のオッズ比は 1.21（95％CI 1.08～1.35），4日に1回以下の排便群は 1.39（95％CI 1.06～1.81）と有意差あり）[5]．さらに，下剤を服用している慢性便秘症患者では，心血管疾患による死亡リスクが上昇するという報告もある[4,6]．一方，86,289 名の米国女性を対象として最大 30 年間追跡した前向きコホート研究では，便秘は心血管疾患や死亡リスクとは関連しておらず，相反する結果も報告されている[7]．

　パーキンソン病の発症にも便秘の関与が示唆されており，9つの研究によるメタアナリシスによると，慢性便秘症患者は健常人と比較してパーキンソン病を発症するリスクがオッズ比 2.27（95％CI 2.09～2.46）と高く，便秘症状がパーキンソン病と診断される 10 年以上前から存在することが示された[8]．

　また，米国の退役軍人（90％以上が男性）を対象とした大規模な後方視的コホート研究では，慢性便秘症患者において腎機能が悪化しやすく，慢性腎臓病や末期腎不全の発症リスクが高いことが報告されている[9]．

　慢性便秘症が大腸癌の発生に関与するかどうかについては，相反する結果が報告されている．便秘では発癌促進物質である胆汁酸が腸粘膜と接する時間が長くなるため，大腸癌の発生リスクが上昇する可能性がある[10]．一方，2013 年のメタアナリシスでは，17 の症例対照研究において便秘と大腸癌に正の相関を認めたが，8つの横断研究と3つのコホート研究では逆に負の相関がみられ，便秘と大腸癌の発生に関連性を認めなかった[11]．

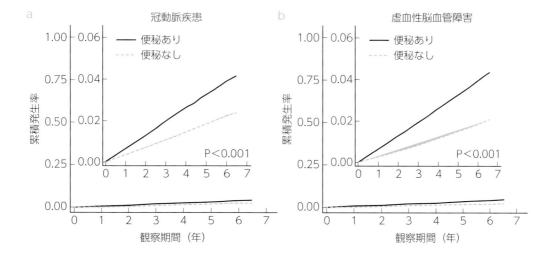

図1　慢性便秘症の有無と心血管イベントの発生
a：冠動脈疾患の発生
b：虚血性脳血管障害の発生
(Sumida K, et al. Atherosclerosis 2019; 281: 114-120 [4] より引用)

文献

1) Kapoor WN, Peterson JR, Karpf M. Micturition syncope: a reappraisal. JAMA 1985; **253**: 796-798（コホート）

2) Wang Z, Klipfell E, Bennett BJ, et al. Gut flora metabolism of phosphatidylcholine promotes cardiovascular disease. Nature 2011; **472**: 57-63（コホート）

3) Chang JY, Locke GR 3rd, McNally MA, et al. Impact of functional gastrointestinal disorders on survival in the community. Am J Gastroenterol 2010; **105**: 822-832（コホート）

4) Sumida K, Molnar MZ, Potukuchi PK, et al. Constipation and risk of death and cardiovascular events. Atherosclerosis 2019; **281**: 114-120（コホート）

5) Honkura K, Tomata Y, Sugiyama K, et al. Defecation frequency and cardiovascular disease mortality in Japan: The Ohsaki cohort study. Atherosclerosis 2016; **246**: 251-256（コホート）

6) Kubota Y, Iso H, Tamakoshi A. Bowel movement frequency, laxative use, and mortality from coronary heart disease and stroke among Japanese men and women: The Japan Collaborative Cohort (JACC) study. J Epidemiol 2016; **26**: 242-248（コホート）

7) Ma W, Li Y, Heianza Y, et al. Associations of bowel movement frequency with risk of cardiovascular disease and mortality among US women. Sci Rep 2016; **6**: 33005（コホート）

8) Adams-Carr KL, Bestwick JP, Shribman S, et al. Constipation preceding Parkinson's disease: a systematic review andmetaanalysis. J Neurol Neurosurg Psychiatry 2016; **87**: 710-716（メタ）

9) Sumida K, Molnar MZ, Potukuchi PK, et al. Constipation and incident CKD. J Am Soc Nephrol 2017; **28**: 1248-1258（コホート）

10) Cummings JH, Bingham SA, Heaton KW, et al. Fecal weight, colon cancer risk, and dietary intake of non-starch polysaccharides (dietary fiber). Gastroenterology 1992; **103**: 1783-1789（ランダム）

11) Power AM, Talley NJ, Ford AC. Association between constipation and colorectal cancer: systematic review and meta-analysis of observational studies. Am J Gastroenterol 2013; **108**: 894-903（メタ）

第3章
病態生理

慢性便秘症の病態に小腸機能は関与するか？

推 奨

● 慢性便秘症患者には小腸運動障害が認められるが小腸通過時間は正常であることが多い．小腸運動機能異常が一部の慢性便秘症の病態に関与している可能性がある．

【推奨の強さ：―（推奨なし），エビデンスレベル：C】

解説

　慢性便秘症において大腸通過遅延は主な病態のひとつで，小腸を含め消化管全体に運動不全がみられるかについて様々な研究が行われている．小腸運動機能は小腸内圧検査や wireless motility capsule（WMC），放射線不透過マーカー，シンチグラフィーなどで評価されるが，いずれも本邦において一般的な検査ではない．

　小腸内圧検査を用いた研究では，健常者と比較して大腸通過遅延型の慢性便秘症（slow transit constipation：STC）患者は近位空腸や終末回腸において，胃や小腸のクリアランスに重要な伝播性収縮運動である migrating motor complex（MMC）に異常がみられる[1~4]．異常な MMC を有する STC 患者の割合は 18.9～100％と幅広く報告され，近位空腸の運動異常が大腸正常通過型の慢性便秘症患者において認められたという報告もある[1]．Shafik らは直腸無力症の患者において空腸や回腸が低緊張であったことを報告している[5]．

　小腸通過時間に関して WMC を用いた Rao らによる前向き研究では，STC 患者の小腸通過時間は約 4 時間程度で健常者と同等であった[6]．Surjanhara ら[7] や Aburub ら[8] の症例対照研究においても同様の結果が報告され，空腹時，食後のいずれにおいても小腸通過時間の延長は認められていない．一方でシンチグラフィーを用いた研究では STC 患者の小腸通過時間は健常者よりも延長していた[9]．放射線不透過マーカーを用いた研究では便秘患者と下痢患者のいずれにも 20％程度で小腸通過時間の延長がみられており，小腸通過時間が便秘症の病態に関連しているのか今後のさらなる研究が必要である[10]．

文献

1) Seidl H, Gundling F, Pehl C, et al. Small bowel motility in functional chronic constipation. Neurogastroenterol Motil 2009; **21**: 1278-e122（ケースコントロール）

2) Scott SM, Picon L, Knowles CH, et al. Automated quantitative analysis of nocturnal jejunal motor activity identifies abnormalities in individuals and subgroups of patients with slow transit constipation. Am J Gastroenterol 2003; **98**: 1123-1134（ケースコントロール）

3) Bassotti G, Stanghellini V, Chiarioni G, et al. Upper gastrointestinal motor activity in patients with slow-transit constipation: further evidence for an enteric neuropathy. Dig Dis Sci 1996; **41**: 1999-2005（ケースコントロール）

4) Panagamuwa B, Kumar D, Ortiz J, et al. Motor abnormalities in the terminal ileum of patients with chronic idiopathic constipation. Br J Surg 1994; **81**: 1685-1688（ケースコントロール）

5) Shafik A, el-Sibai O. Study of the motile activity of the small intestine in constipated subjects. Hepatogastroenterology 2001; **48**: 1665-1668（ケースコントロール）

6) Rao SS, Kuo B, McCallum RW, et al. Investigation of colonic and whole-gut transit with wireless motility

capsule and radiopaque markers in constipation. Clin Gastroenterol Hepatol 2009; **7**: 537-544（ケースコントロール）

7）Surjanhata B, Brun R, Wilding G, et al. Small bowel fed response as measured by wireless motility capsule: comparative analysis in healthy, gastroparetic, and constipated subjects. Neurogastroenterol Motil 2018; **30**: e13268（ケースコントロール）

8）Aburub A, Fischer M, Camilleri M, et al. Comparison of pH and motility of the small intestine of healthy subjects and patients with symptomatic constipation using the wireless motility capsule. Int J Pharm 2018; **544**: 158-164（ケースコントロール）

9）van der Sijp JR, Kamm MA, Nightingale JM, et al. Disturbed gastric and small bowel transit in severe idiopathic constipation. Dig Dis Sci 1993; **38**: 837-844（ケースコントロール）

10）Sadik R, Stotzer PO, Simrén M, Abrahamsson H. Gastrointestinal transit abnormalities are frequently detected in patients with unexplained GI symptoms at a tertiary centre. Neurogastroenterol Motil 2008; **20**: 197-205（ケースコントロール）

慢性便秘症の病態に結腸機能は関与するか？

回　答

● 結腸感覚変化と結腸運動低下に代表される結腸機能障害は慢性便秘症の病態に関与する.

解説

　結腸は，回腸から輸送された液状の内容物から主に水分やナトリウムを吸収し，体外に排泄すべき便をつくり上げ，直腸へ運搬する．この機能の達成に迷走神経を介した結腸の感覚および運動機能が重要な役割を果たしている．健常人に結腸内圧検査を行った研究にて，結腸運動は主に区域性収縮と伝播性収縮に分類されることが示されている[1]．区域性収縮は，結腸運動の大部分を占める 5〜50 mmHg の大腸輸送速度を低下させる収縮波であり，内容物吸収を最大限に吸収する役割を担う．一方，伝播性収縮は，50 mmHg 未満の低振幅大腸収縮波（low-amplitude propagating contractions：LAPCs）と 50〜150 mmHg の高振幅大腸収縮波（high-amplitude propagating contractions：HAPCs）に分類される．LAPCs の役割はいまだ不明な点もあるが，腸管ガスや腸液の輸送を担っているとされる．HAPCs は排便行動につながるより広範囲の腸内容物の輸送を担い，排便において重要な役割を果たしている[1]．一方，直腸 Rs 部には周期的な直腸運動活動（periodic rectal motor activity：PRMA）を認める．PRMA は特に睡眠中に活動が亢進し，便や腸管ガスが直腸内へ流れているのを予防している．これら結腸運動を維持するためには結腸の感覚が重要な役割を果たしている．さらに結腸運動の重要な生理反応は起床後反応と食事誘発胃結腸反応であり，起床時と食後に HAPCs が多くみられる．上記の結腸機能のいずれかのステップが障害されると便秘症を引き起こす．

　機能性消化管疾患としての慢性便秘症（機能性便秘症と便秘型過敏性腸症候群：BQ 1-1 参照）の病態は，大腸通過時間により大腸通過正常型便秘と大腸通過遅延型便秘（slow transit constipation：STC），便排出障害型便秘に分類される．大腸通過時間の評価には放射線不透過マーカーを用いるもの，wireless motility capsule を用いるもの，大腸シンチグラフィーを用いるものがある．放射線不透過マーカーを用いる評価では，放射線不透過マーカーが入ったカプセルを食事とともに内服し，120 時間後（5 日後）に腹部 X 線を撮影し，20％以上のマーカーが残存している場合，STC の可能性が高いとされている[2]．wireless motility capsule は消化管各部位の通過時間を評価することができ，大腸通過時間が 59 時間を超える症例，または小腸と大腸を合わせた通過時間が 70 時間を超える症例は通過時間が延長していると考えられる[3]．大腸シンチグラフィーによる検討では，24 時間と 48 時間後の幾何中心を用いて通過時間を評価している．220 人の健常人のデータから男女別のカットオフ値を算出して慢性便秘症患者における STC の割合を評価した検討では，24 時間の時点では女性患者の 23.1％，男性患者の 15.7％，48 時間では女性患者の 11.7％，男性患者の 13.1％が STC と診断され，女性患者の 8.9％と男性患者の 7.8％は 24 時間と 48 時間のともに STC の基準を満たした[4]．

　こうした大腸通過遅延型を示す慢性便秘症患者では，結腸運動，HAPCs，起床後反応および食事誘発胃結腸反応が有意に低下していること[5,6]，さらに 60％の患者に結腸感覚低下を認める

ことが報告されている[7]. また，マグコロールを負荷し小腸と上行結腸の水分量を評価する cine tagged MRI にて，慢性便秘症患者は健常人と比較して上行結腸の運動が低下していることが示されている[8]. さらに，結腸内圧検査で HAPCs，食事誘発胃結腸反応および起床後反応の3項目のうち2項目以上がみられないものは結腸神経障害（colonic neuropathy），2項目以上は保たれているものの，内圧変化が乏しい，または内圧変化の AUC（area under curve）が低値であるものは結腸筋障害（colonic myopathy）と評価することができ，STC と診断された患者のうち結腸神経障害が認められた患者は薬物療法やバイオフィードバック療法では改善が得られず，手術が必要になった患者が多いことが報告されている[9]. 一方，便秘よりも腹痛を優位に認める便秘型過敏性腸症候群患者に限定した場合，逆に結腸感覚は亢進することが報告されている[10].

　上記のように，結腸通過時間や結腸内圧検査による病態評価が提案されているが問題点も少なくない. 放射線不透過マーカーを用いた評価法は統一された方法が確立されておらず，慢性便秘症患者を対象とした Polydextrose（PDX）の二重盲検試験で，12g 摂取群において投与前と比較して2週間目で排便回数が有意に増加し，臨床症状（PAC-SYM）や，QOL（PAC-QOL）は有意に改善したが，放射線不透過マーカーを用いた大腸通過時間には差が認められなかった[11]. 放射線不透過マーカーの遺残量と臨床症状，慢性便秘症の重症度および QOL とはいずれも相関を認めず，慢性便秘症における放射線不透過マーカーによる大腸通過時間の評価法の信頼性は確立しているとはいえない[12]. wireless motility capsule やシンチグラフィーは施行できる施設が限られており，結腸内圧検査は患者への侵襲が大きく，施行方法も統一されておらず，いずれも本邦の日常診療では行われていない. 以上，結腸感覚変化と結腸運動低下に代表される結腸機能障害は慢性便秘症の病態に関与する.

文献

1）Rao SS, Singh S. Clinical utility of colonic and anorectal manometry in chronic constipation. J Clin Gastroenterol 2010; **44**: 597-609
2）Hinton JM, Lennard-Jones JE, Young AC. A new method of studying gut transit times using radiopaque markers. Gut 1969; **10**: 842-847
3）Lee YY, Erdogan A, Rao SS. How to assess regional and whole gut transit time with wireless motility capsule. J Neurogastroenterol Motil 2014; **20**: 265-270
4）Khoshbin K, Busciglio I, Burton D, et al. Expanding criteria for slow colonic transit in patient being evaluated for chronic constipation by scintigraphy. Neurogastroenterol Motil 2020; **32**: e13878（ケースコントロール）
5）日本消化器病学会関連研究会 慢性便秘の診断・治療研究会（編）. 慢性便秘症診療ガイドライン 2017，南江堂，東京（ガイドライン）
6）Rao SS, Sadeghi P, Beaty J, et al. Ambulatory 24-hour colonic manometry in slow-transit constipation. Am J Gastroenterology 2004; **99**: 2405-2416（横断）
7）Singh S, Dickinson D, Rao SS. How useful is colonic manometry in the evaluation of sensorimotor dysfunction in slow transit constipation (STC?). Gastroenterology 2010; **138**: S225（横断）
8）Pritchard SE, Paul J, Major G, et al. Assessment of motion of colonic contents in the human colon using MRI tagging. Neurogastroenterol Motil 2017; **29**: e13091（横断）
9）Singh S, Heady S, Coss-Adame E, et al. Clinical utility of colonic manometry in slow transit constipation. Neurogastroenterol Motil 2013; **25**: 487-e367
10）Ford AC, Sperber AD, Corsetti M, et al. Irritable bowel symdrome. Lancet 2020; **396**: 1675-1688
11）Ibarra A, Pelipyagina T, Rueffer M, et al. Efficacy of polydextrose supplementation on colonic transit time, bowel movement, and gastrointestinal symptoms in adults: a double-blind, randomized, placebo-controlled trial. Nutrients 2019; **11**: 439（ランダム）
12）Staller K, Barshop K, Ananthakrishnan AN, et al. Number of retained radiopaque markers on colonic transit study dose not correlate with symptom severity or quality of life in chronic constipation. Neurogastroenterol Motil 2018; **30**: e13269（横断）

BQ 3-2

慢性便秘症の病態に直腸肛門機能は関与するか？

回答

● 直腸感覚低下と排便協調運動障害などの直腸肛門機能障害が慢性便秘症に関与する.

解説

　S状結腸に貯留していた糞便が直腸に移動すると直腸壁が伸展され，その伸展刺激が仙骨神経を介して大脳皮質に伝わると便意を感じる. また糞便によって直腸壁が伸展されることによって引き起こされる直腸肛門反射により直腸内容物の一部が歯状線付近に達し，同部で直腸内容物を知覚し性状（固形，液状，ガス）をサンプリング機能にて識別する. この一連の知覚能力が排便行動につながる[1]. この際，反応性に直腸自体が収縮して排便につながると同時に，随意的に横隔膜と体幹筋を収縮させ腹腔内圧を上昇，引いては直腸内圧を高めると同時に骨盤底筋群（恥骨直腸筋と外肛門括約筋）を弛緩させ便を排泄する. この体幹筋の収縮と骨盤底筋の弛緩という無意識の動作を排便協調運動と呼ぶ.

　上記の直腸肛門機能のいずれかが障害されると直腸にある糞便の排泄に支障をきたす. 便秘症状を有する患者では症状を有さない人に比べて直腸圧の上昇が不十分との報告がある[2]. Rome Ⅳ分類では体幹筋力の低下などで横隔膜と体幹筋の収縮ができずに直腸圧を十分に上昇できない状態を機能性便排出障害の一形態（inadequate defecatory propulsion）としている[3,4]. また，排便の際に骨盤底筋群を逆に収縮させたり，十分な弛緩が得られない場合を排便協調運動障害（dyssynergic defecation）と呼び，排便困難症状や残便感につながる[3~5].

　その他，直腸感覚が低下し直腸に糞便があっても便意を感じないため排便行動を起こさない場合も便秘となる. 難治性機能性便秘症の25％に直腸感覚の低下が認められたとする報告がある[6]. 直腸感覚の低下は脊髄障害や加齢，精神的ストレスなどで生じる[7]. また，直腸コンプライアンスの上昇や直腸容量増大も直腸感覚障害につながる[8~10].

　慢性便秘症の病態に排便協調運動障害など直腸肛門機能が関与することを認識することは適切な治療を行うにあたって重要である[5,11,12].

文献

1) Pucciani F, Trafeli M. Sampling reflex: pathogenic role in functional defecation disorder. Tech Coloproctol 2021; **25**: 521-530
2) Grossi U, Carrington EV, Bharucha AE, et al. Diagnostic accuracy study of anorectal manometry for diagnosis of dyssynergic defaecation. Gut 2016; **65**: 447-455
3) Bharucha AE, Rao SS, Felt-Bersma R, et al. Anorectal disorders. Rome Ⅳ, Functional Gastointestinal Disorders, 4th Ed, Vol Ⅱ, 2016: p.1280-1221
4) Rao SS, Bharucha AE, Chiarioni G, et al. Anorectal disorders. Gastroenterology 2016; **150**: 1430-1442（ガイドライン）
5) 味村俊樹. 便排出障害（直腸肛門機能障害）. 診断と治療 2013; **101**: 282-290
6) Vollebregt PF, Burgell RE, Hooper RL, et al. Clinical impact of rectal hyposensitivity: a cross-sectional study of 2,876 patients with refractory functional constipation. Am J Gastroenterol 2021; **116**: 758-768
7) Lagier E, Delvaux M, Vellas B, et al. Influence of age on rectal tone and sensitivity to distension in healthy subjects. Neurogastroenterol Motil 1999; **11**: 101-107 （ケースコントロール）

8）Scott SM, van den Berg NM, Benninga MA. Rectal sensorimotor dysfunction in constipation. Best Pract Res Clin Gastroenterol 2011; **25**: 103-118

9）De Medici A, Badiali D, Corazziari E, et al. Rectal sensitivity in chronic constipation. Dig Dis Sci 1989; **34**: 747-753（ケースコントロール）

10）Gladman MA, Aziz Q, Scott SM, et al. Rectal hyposensitivity: pathopysiological mechanisms. Neurogastroenterol Motil 2009; **21**: 508-516（ケースコントロール）

11）Sharma A, Rao SS. Constipation: Pathophysiology and current therapeutic approaches. Handb Exp Pharmacol 2017; **239**: 59-74

12）Rao SS, Rattanakovit K, Patcharatrakul T. Diagnosis and management of chronic constipation in adults. Nat Rev Gastroenterol Hepatol 2016; **13**: 295-305

慢性便秘症の病態に直腸感覚閾値（便意）は関与するか？

推 奨

● 慢性便秘症の病態に直腸感覚閾値の上昇（便意の消失）は関与する．
【推奨の強さ：―（推奨なし），エビデンスレベル：A】

解説

　糞便を快適に排泄するためには，結腸運動によって直腸まで輸送されてきた便塊を適切に察知して（＝便意を感じて）速やかに排便動作が行われることが不可欠である[1]．すなわち，排便動作の最終段階として直腸感覚閾値が正常であることが必要であり，直腸感覚閾値の上昇（直腸感覚鈍麻：rectal hyposensitivity：RH）は，便秘と関連している[2]．

　一般的に，結腸から直腸に便塊が輸送されると直腸壁が伸展し，直腸内圧が 40〜50 mmHg 以上になると，直腸壁に分布している骨盤神経が刺激される．この刺激は仙髄にある排便中枢を経由して視床下部に伝わり，大脳皮質の知覚領に伝えられ便意が生じる．一方，排便反射の結果，直腸の蠕動運動が起こると同時に，内肛門括約筋が弛緩し，さらに外肛門括約筋が弛緩すると排便が起こる[3]．したがって，直腸感覚閾値が上昇すると便意が消失し，正常な排便動作が行われなくなり，直腸内に多量の便塊が貯留することにつながる．

　本邦で行われた大規模なインターネット調査にて，慢性便秘症患者は，非慢性便秘症の対照群と比較して有意に便意が消失した症例が多いことが判明している[4]．大腸通過遅延型の機能性便秘症，便秘型過敏性腸症候群，および健常者における直腸感覚閾値の差異についてバロスタットを用いた検討では，大腸通過遅延型の機能性便秘症で有意に直腸感覚閾値が上昇しており，直腸感覚の鈍麻な症例が多い結果であった[5]．また，RH は，成人の慢性便秘症患者の 23％ に認められ，決してまれな病態ではないことも報告されている[6]．最近報告された 2,876 例の難治性機能性便秘患者の病態研究によると，その 25％ に RH が認められ，直腸感覚閾値の上昇は，より重症な便秘の病態として重要であることが示されている[1]．RH の病因としては，これまでに脊髄損傷の既往，多発性硬化症や糖尿病などによる神経障害の存在が報告されている．また，骨盤領域や肛門領域の手術治療の既往も RH の病因となることが報告されている．一方，明らかな神経疾患が認められない患者においても，便失禁などの症状のある場合には 10％ に RH が認められることが判明しており，注意が必要である[6]．

　さらに，直腸感覚閾値上昇に伴う直腸内の便塊貯留に伴う直腸伸展刺激は，口側の結腸運動にも影響を与えることが判明している．直腸壁の伸展刺激と口側の結腸壁トーヌスを評価した研究にて，直腸壁の伸展刺激が口側の結腸壁トーヌス低下を惹起する一方で，バルーン伸展刺激を中止すると大腸壁のトーヌスも回復することが報告された[7]．これまでに，便排出障害患者の 60％ に，大腸通過遅延が認められることも明らかになっている[8]．

　上記のように，糞便を快適に排泄するために正常な直腸感覚閾値（便意）は重要であり，慢性便秘症の病態に関与すると考えられる．

文献

1) Vollebregt PF, Burgell RE, Hooper RL, et al. Clinical impact of rectal hyposensitivity: a cross-sectional study of 2,876 patients with refractory functional constipation. Am J Gastroenterol 2021; **116**: 758-768（横断）

2) Palit S, Lunniss PJ, Scott SM. The physiology of human defecation. Dig Dis Sci 2012; **57**: 1445-1464

3) Lembo A, Camilleri M. Chronic constipation. N Engl J Med 2003; **349**: 1360-1368

4) Ohkubo H, Takatsu T, Yoshihara T, et al. A. Difference in defecation desire between patients with and without chronic constipation: a large-scale internet survey. Clin Transl Gastroenterol 2020; **11**: e00230（横断）

5) Penning C, Steens J, van der Schaar PJ, et al. Motor and sensory function of the rectum in different sub-types of constipation. Scand J Gastroenterol 2001; **36**: 32-38（横断）

6) Burgell RE, Scott SM. Rectal hyposensitivity. J Neurogastroenterol Motil 2012; **18:** 373-384

7) Law NM, Bharucha AE, Zinsmeister AR. Rectal and colonic distension elicit viscerovisceral reflexes in humans. Am J Physiol Gastrointest Liver Physiol 2002; **283**: G384-G389（横断）

8) Nullens S, Nelsen T, Camilleri M, et al. Regional colon transit in patients with dys-synergic defaecation or slow transit in patients with constipation. Gut 2012; **61**: 1132-1139（横断）

慢性便秘症を二次的に起こす基礎疾患はあるか？

回 答

● 慢性便秘症の原因となりうる基礎疾患は複数存在する．

解説

　慢性便秘症の原因となりうる基礎疾患は複数存在する．慢性便秘症の原因となる疾患を表1に示す．頻度の高いものとして内分泌・代謝疾患では，糖尿病や甲状腺機能低下症が報告されている[1]．糖尿病による自律神経障害が進行すると便秘や下痢などの排便異常をきたすことが知られている．また，甲状腺機能低下症では腸蠕動の低下などを認め，実際に高度な甲状腺機能低下状態である粘液水腫の患者における麻痺性イレウスは以前から報告されている[2,3]．精神疾患では，うつ病や統合失調症で慢性便秘症が多くみられることが報告されている[4~6]．ただし，これらの疾患の治療に用いる薬剤でも便秘を引き起こすことには注意を要する．神経疾患では，パーキンソン病が慢性便秘症と関連があることが報告されている[7]．パーキンソン病の非運動症状のなかでも便秘は早期から出現することが多く，非便秘患者と比べ便秘患者のパーキンソン病発症リスクは6.5倍となるという報告もある[8]．全身性強皮症も便秘を引き起こす頻度が高い．消化管平滑筋の萎縮および線維化が主病態で，これによって消化管蠕動低下を起こす．さらに小腸蠕動低下をきたすと慢性偽性腸閉塞症（chronic intestinal pseudo-obstruction：CIPO）を併発する．CIPO は予後不良となるため注意が必要となる[9]．ヒルシュスプルング病は，遠位腸管の神経節細胞が減少し大腸通過遅延型便秘をきたす疾患であり，乳幼児期に発症することが知られている[10]．裂肛や痔核などの肛門病変による，排便困難・排便時痛から慢性便秘症をきたすことも報告されている[10]．さらに，透析患者は腎機能正常者と比べて排便異常の頻度が高く，特に便秘の頻度が高いことが報告されている[11]．

表1　慢性便秘症の原因となりうる基礎疾患

代謝疾患	糖尿病
内分泌疾患	甲状腺機能低下症，褐色細胞腫，副甲状腺機能亢進症
変性疾患	アミロイドーシス
膠原病	全身性強皮症，皮膚筋炎
神経疾患	パーキンソン病，脳血管疾患，多発性硬化症，ヒルシュスプルング病，脊髄障害
筋疾患	筋強直性ジストロフィー
精神疾患	うつ病，統合失調症
狭窄性器質性疾患	消化管の腫瘍，腫瘍による壁外性圧排，消化管の狭窄
非狭窄性器質性疾患	慢性偽性腸閉塞症，巨大結腸，裂肛，痔核，直腸脱，直腸瘤

文献

1) Locke GR 3rd, Pemberton JH, Phillips SF. AGA technical review on constipation. American Gastroenterological Association. Gastroenterology 2000; **119**: 1766-1778

2) Boruchow IB, Miller LD, Fitts WT, Jr. Paralytic ileus in myxedema. Arch Surg 1966; **92**: 960-963（ケースシリーズ）

3) Abbasi AA, Douglass RC, Bissell GW, et al. Myxedema ileus: a form of intestinal pseudo-obstruction. JAMA 1975; **234**: 181-183（ケースシリーズ）

4) Donald IP, Smith RG, Cruikshank JG, et al. A study of constipation in the elderly living at home. Gerontology 1985; **31**: 112-118（横断）

5) Cheng C, Chan AO, Hui WM, et al. Coping strategies, illness perception, anxiety and depression of patients with idiopathic constipation: a population-based study. Aliment Pharmacol Ther 2003; **18**: 319-326（横断）

6) Jessurun JG, van Harten PN, Egberts TC, et al. The relation between psychiatric diagnoses and constipation in hospitalized patients: a cross-sectional study. Psychiatry J 2016; **2016**: 2459693（横断）

7) Sakakibara R, Odaka T, Uchiyama T, et al. Colonic transit time and rectoanal videomanometry in Parkinson's disease. J Neurol Neurosurg Psychiatry 2003; **74**: 268-272（ケースコントロール）

8) Choung RS, Rey E, Richard Locke G 3rd, et al. Chronic constipation and co-morbidities: a prospective population-based nested case-control study. United European Gastroenterol J 2016; **4**: 142-151（ケースコントロール）

9) Amiot A, Joly F, Alves A, et al. Long-term outcome of chronic intestinal pseudo-obstruction adult patients requiring home parenteral nutrition. Am J Gastroenterol 2009; **104**: 1262-1270（コホート）

10) Hsieh C. Treatment of constipation in older adults. Am Fam Physician 2005; **72**: 2277-2284

11) Yasuda G, Shibata K, Takizawa T, et al. Prevalence of constipation in continuous ambulatory peritoneal dialysis patients and comparison with hemodialysis patients. Am J Kidney Dis 2002; **39**: 1292-1299（横断）

第3章 病態生理

慢性便秘症に加齢は関与するか？

回　答

● 慢性便秘症に加齢は関与し，加齢とともに慢性便秘症の有病率は増加する．その原因として，加齢による蠕動を担う腸管平滑筋収縮性および神経活動の低下，直腸感覚や便排出機能の低下，さらに生活環境の変化など多くの要因が考えられている．

解説

　2019年に行われた国民生活基礎調査によると，本邦での便秘の有訴者率は全年齢で3.5％に対して65歳以上では6.9％（男6.4％，女7.3％）と高齢者で増加することが示されている[1]．一方，海外では全年齢で16％に対し60歳以上では33.5％と報告されるなど[2,3]，高齢者の有訴率は15〜40％で[4,5]，若い世代に比べて高齢者では累計罹患率が高い[6]．また，高齢者では下剤の使用頻度がより高いことが報告されている[7]．

　加齢に伴って腸管蠕動を担う神経伝達物質の減少とアセチルコリンに対する腸管平滑筋収縮性の低下を認める．このアセチルコリン刺激による消化管平滑筋収縮性の加齢による減少は平滑筋細胞内シグナル伝達経路障害に起因するとされる[8]．また，腸管筋層間の神経細胞が加齢とともに変性し，正常神経節の数が減少傾向であることを示した報告がある[9]．しかし，加齢によって大腸通過時間は変化しないとも報告されており[10,11]，上述の変化が高齢者の腸管蠕動に対してどのように影響するかは明確になっていない．

　便排出機能に関しては，高齢者における直腸感覚閾値が若年者よりも高い傾向にあり，直腸感覚障害が加齢とともに進行し慢性便秘症につながっていると考えられる[12]．また，便排出障害の原因となる骨盤底筋協調運動障害は，特に女性において分娩の回数とともに加齢自体もリスク因子となっている[13]．

　また，運動量の変化，併存疾患，内服薬物，食事量変化，精神状態など加齢による様々な環境変化が慢性便秘症の原因とされている[11]．

文献

1) 厚生労働省政策統括官付参事官付世帯統計：2019年国民生活基礎調査の概況．厚生労働省，2020（横断）
2) Mugie SM, Benninga MA, Di Lorenzo C. Epidemiology of constipation in children and adults: a systematic review. Best Pract Res Clin Gastroenterol 2011; **25**: 3-18（メタ）
3) Bharucha AE, Locke GR, Zinsmeister AR, et al. Differences between painless and painful constipation among community women. Am J Gastroenterol 2006; **101**: 604-612（横断）
4) Johanson JF, Sonnenberg A, Koch TR. Clinical epidemiology of chronic constipation. J Clin Gastroenterol 1989; **11**: 525-536（ケースシリーズ）
5) Emmanuel A, Mattace-Raso F, Neri MC, et al. Constipation in older people: a consensus statement. Int J Clin Pract 2017; 71. doi: 10.1111/ijcp.12920
6) Choung RS, Locke GR, Schleck CD, et al. Cumulative incidence of chronic constipation: a population-based study 1988-2003. Aliment Pharmacol Ther 2007; **26**: 1521-1528（横断）
7) Roque MV, Bouras EP. Epidemiology and management of chronic constipation in elderly patients. Clin Interv Aging 2015; **10**: 919-930

8) Bitar K, Greenwood-Van Meerveld B, Saad R, et al. Aging and gastrointestinal neuromuscular function: insights from within and outside the gut. Neurogastroenterol Motil 2011; **23**: 490-501

9) Hanani M, Fellig Y, Udassin R, et al. Age-related changes in the morphology of the myenteric plexus of the human colon. Auton Neurosci 2004; **113**: 71-78 (横断)

10) O'Mahony D, O'Leary P, Quigley EM. Aging and intestinal motility: a review of factors that affect intestinal motility in the aged. Drugs Aging 2002; **19**: 515-527

11) Bouras EP, Tangalos EG. Chronic constipation in the elderly. Gastroenterol Clin North Am 2009; **38**: 463-480

12) Lagier E, Delvaux M, Vellas B, et al. Influence of age on rectal tone and sensitivity to distension in healthy subjects. Neurogastroenterol Motil 1999; **11**: 101-107 (ケースコントロール)

13) Kepenekci I, Keskinkilic B, Akinsu F, et al. Prevalence of pelvic floor disorders in the female population and the impact of age, mode of delivery, and parity. Dis Colon Rectum 2011; **53**: 85-94 (横断)

BQ 3-5

慢性便秘症を起こす薬剤はあるか？

回 答

● 慢性便秘症を起こす薬剤は多数存在する.

解説

慢性便秘症を起こす薬剤は多数存在する（表1）. そのなかで抗コリン薬, 向精神薬およびオピオイドは高頻度に便秘を引き起こす. また, 中枢神経系疾患や高血圧を併存することが多い高齢者と癌性疼痛を伴う癌患者では, 便秘を誘発させる薬剤を内服する機会も多いため注意を要する[1]. 副交感神経のアセチルコリン（ACh）受容体を競合的に遮断する抗コリン薬は, 腸管の平滑筋収縮, 蠕動運動および腸液分泌の抑制により便秘を引き起こす[2]. 多くの抗精神病薬と三環系抗うつ薬は上記抗コリン作用によって便秘を誘発する. 向精神薬による内服治療を受けている患者は, 健常人に比して食事誘発の蠕動亢進が乏しいことが特徴である[3,4]. パーキンソン病は自律神経障害により便秘を誘発する疾患であるが, その治療薬である抗パーキンソン病薬も中枢神経系におけるドパミン活性の増加作用や ACh 活性の低下作用により便秘を引き起こすため注意が必要である[5,6].

モルヒネやオキシコドンのような強オピオイドやコデインなどの弱オピオイドは, 各消化管臓器からの消化酵素の分泌を抑制するとともに蠕動運動も抑制する[7]. 腸管のオピオイド $\mu 2$ 受容体の活性化に伴う ACh 遊離抑制とセロトニンの遊離促進による腸管平滑筋の持続的な収縮性が亢進することで蠕動運動が低下する. モルヒネやオキシコドンは $\mu 1$ と $\mu 2$ の両受容体を阻害するが, フェンタニルは $\mu 2$ 受容体に対するの作用が小さく, 便秘への影響も少ない. そのため, オピオイドをフェンタニルへ変更することで便秘が軽快する症例が存在する[8]. なお, トラマドールは弱オピオイドであり麻薬指定を受けていないが, 日常診療でよく使用されるため注意が必要である. オピオイド拮抗薬のナロキソンの少量分割投与で便秘改善効果が期待されるが, 排便状態は改善するものの鎮痛効果が減弱する症例もあり, 使用時には注意を要する[9]. また, 本邦では末梢性オピオイド拮抗薬であるナルデメジンが保険収載され, オピオイド誘発性便秘症患者に有効である.

植物アルカロイドやタキサン系などの神経毒作用を持つ抗癌剤は末梢神経障害や自律神経障害により便秘となる[10]. また, 循環器作用薬としてカルシウム拮抗薬は, 細胞内へのカルシウム流入抑制作用により腸管平滑筋収縮を抑制することで便秘を生じさせる[11]. ATP 依存型カリウムチャネル開口薬は, カリウムチャネルを開口させることで平滑筋の過分極を起こし, 二次的に電位依存性カルシウムチャネルを抑制するため便秘を発症させるリスクがある. その他の薬剤として, 利尿薬やアルミニウム含有の制酸薬は便秘を引き起こす. 吸着薬や陰イオン交換樹脂は, 体内で不溶性・非吸収性であり, その排泄遅延により薬剤が蓄積し, 二次的に蠕動運動の阻害を高頻度に起こすとされている[12]. そのなかで, コレスチラミンとコレスチポールは, 胆汁酸を捕捉することで腸管蠕動運動に重要な役割を果たす腸管内胆汁酸濃度を低下させることで便秘をきたす[13].

表1 慢性便秘症をきたす薬剤

薬剤種	薬品名	薬理作用，特性
制吐薬	グラニセトロン，ラモセトロン，パロノセトロン，オンダンセトロン	5-HT$_3$受容体拮抗作用による蠕動運動抑制作用
抗コリン薬	アトロピン，スコポラミン 抗コリン作用を持つ薬剤（抗うつ薬や一部の抗精神病薬，抗パーキンソン病薬，ベンゾジアゼピン，第一世代の抗ヒスタミン薬など）	消化管運動の緊張や蠕動運動，腸液分泌の抑制作用
向精神薬	抗精神病薬，抗うつ薬	抗コリン作用，四環系よりも三環系抗うつ薬で便秘を引き起こしやすい
抗パーキンソン病薬	ドパミン補充薬，ドパミン受容体作動薬 抗コリン薬	中枢神経系のドパミン活性の増加や，ACh活性の低下作用，抗コリン作用
オピオイド	モルヒネ，オキシコドン，コデイン，フェンタニル，トラマドール	腸管のオピオイドμ2受容体の活性化に伴う消化管臓器からの消化酵素の分泌抑制作用，蠕動運動抑制作用 セロトニンの遊離促進作用
化学療法薬	植物アルカロイド（ビンクリスチン，ビンデシン） タキサン系（パクリタキセル） アルキル化薬（シクロホスファミド）	末梢神経障害や自律神経障害 薬剤の影響とは異なり癌治療に伴う精神的ストレス，摂取量の減少，運動量の低下なども関与
循環器作用薬	カルシウム拮抗薬（ベラパミル，ニフェジピン），抗不整脈薬（アミオダロン），血管拡張薬	カルシウムの細胞内流入の抑制で腸管平滑筋収縮抑制
利尿薬	抗アルドステロン薬 ループ利尿薬	電解質異常に伴う腸管運動能の低下作用，体内の水分排出促進作用
制酸薬	アルミニウムを含有薬（水酸化アルミニウムゲルやスクラルファート）	消化管運動抑制作用
吸着薬，陰イオン交換樹脂,脂質異常症薬（胆汁酸吸着薬）	沈降炭酸カルシウム，セベラマー塩酸塩，ポリスチレンスルホン酸カルシウム，ポリスチレンスルホン酸ナトリウム，コレスチラミン，コレスチポール	排出遅延で薬剤が腸管内に蓄積し，二次的な蠕動運動阻害作用
止痢薬	ロペラミド	末梢性オピオイド受容体刺激薬
鉄剤	フマル酸第一鉄	収斂作用で腸管運動能の低下作用
NSAIDs	イブプロフェン	腸管抑制作用

文献

1) Lugoboni F, Vignoni F, Tamburin S, et al. Pharmacological treatment of opioid-induced constipation: moving ahead to new targets. Gut 2020; **69**: 2264-2265（メタ）

2) Valladales-Restrepo LF, Paredes-Mendoza M, et al. Potentially inappropriate prescriptions for anticholinergic medications for patients with constipation. Dig Dis 2020; **38**: 500-506（横断）

3) Lerori AM, Lalaude O, Antonietti M, et al. Prolonged stationary colonic motility recording in seven patients with severe constipation secondary to antidepressants. Neurogastroenterol Motil 2000; **12**: 149-154（ケースコントロール）

4) Every-Palmer S, Newton-Howes G, Clarke MJ. Pharmacological treatment for antipsychotic-related constipation. Cochrane Database Syst Rev 2017; **1**: CD011128（メタ）

5) Pagano G, Tan EE, Haider JM, et al. Constipation is reduced by beta-blockers and increased by dopaminergic medications in Parkinson's disease. Parkinsonism Relat Disord 2015; **21**: 120-125（コホート）

6) Xiao-Ling Q, Gang C, Bo L, et al. Depression is associated with constipation in patients with Parkinson's disease. Front Neurol 2020; **11**: 567574（コホート）

第3章　病態生理

7) Yuan CS, Foss JF, O'Connor M, et al. Gut motility and transit changes in patients receiving long-term methadone maintenance. J Clin Pharmacol 1998; **38**: 931-935 (ケースコントロール)

8) Radbruch L, Sabatowski R, Loick G, et al. Constipation and the use of laxatives: a comparison between transdermal fentanyl and oral morphine. Palliat Med 2000; **14**: 111-119 (ケースコントロール)

9) Liu M, Wittbrodt E. Low-dose oral naloxone reverses opioid-induced constipation and analgesia. J Pain Symptom Manage 2002; **23**: 48-53 (ケースコントロール)

10) Gibson RJ, Keefe DM. Cancer chemotherapy-induced diarrhoea and constipation: mechanisms of damage and prevention strategies. Support Care Cancer 2006; **14**: 890-900 (メタ)

11) He D, Pan Q, Chen Z, et al. Treatment of hypertension by increasing impaired endothelial TRPV4-KCa2.3 interaction. EMBO Mol Med 2017; **9**: 1491-1503 (メタ)

12) Talley NJ, Jones M, Nuyts G, et al. Risk factors for chronic constipation based on a general practice sample. Am J Gastroenterol 2003; **98**: 1107-1111 (ケースコントロール)

13) Bharucha AE, Lacy BE. Mechanisms, evaluation, and management of chronic constipation. Gastroenterology 2020; **158**: 1232-1249

BQ 3-6

慢性便秘症の病態に心理的異常は関与するか？

回答

● 慢性便秘症患者の多くは，うつや不安などの心理的異常を示すスコアが健康者に比して高く，慢性便秘症の病態に心理的異常は関与すると考えられる．

解説

慢性便秘症患者の6割程度にうつ，不安などの心理的異常を認め[1,2]，心理検査での心理的異常を示すスコアが健康対照群に比して有意に高いことが示されている[3~5]．成人，小児のシステマティックレビューでは，慢性便秘によるQOL低下は，身体的項目に比して，より心理的項目で顕著に認められている[6]．機能性便秘症患者と健常人を比較した検討では，自己不安尺度（Self-rating Anxiety Scale：SAS）による不安およびうつ性自己評価尺度（Self-rating Depression Scale：SDS）によるうつ症状が，機能性便秘症患者で有意に高値を示すと報告されている[7]．また，慢性便秘症患者に対するHospital Anxiety and Depression Scale（HADS）尺度を用いた検討では，不安症状は33%，うつ症状は22%に認められ，精神疾患簡易構造化面接法（Mini International Neuropsychiatric Interview：MINI）による大うつ病性障害（major depression）は33%，全般性不安障害（generalized anxiety disorder）は31%，軽躁病（hypomania）は22%にのぼることが報告されている[8]．

本邦でのインターネット調査では，BSFS（Bristol Stool Form Scale）を用いた検討で，便形状がtype 4以外の参加者では，BSFS type 4の参加者に比して，不安と抑うつスコアが高くなっていたことが報告されている[9]．また，70歳未満での機能性便秘症および便秘型過敏性腸症候群患者ではHADS尺度による不安およびうつ症状を認めたと報告されている[10]．さらに米国人過敏性腸症候群患者における生活の質の評価では，便秘型過敏性腸症候群の患者は下痢型過敏性腸症候群の患者に比して，集中力が低下していることが示されている[11]．

Constipation Severity Instrument（CSI）による便秘重症度と36-item Short Form Health Survey（SF-36），Primary Care Evaluation of Mental Disorders-Patient Health Questionnaire（Prime-MD PHQ）によるQOL調査結果を比較した検討によると，便秘重症度は抑うつ重症度と相関し，精神的および身体的QOLを低下させることが示されている[12]．

認知行動療法，バイオフィードバック療法などの心理学的治療は，過敏性腸症候群などの機能性消化管疾患の症状改善に有用であることが知られている[13]．バイオフィードバック療法は，難治性慢性便秘症の患者において消化器症状を改善させ，General Health Questionnaire-28（GHQ-28）質問票による心理・社会的状態，SF-36調査票による全体的健康感と活力を改善すると報告されている．一方で，バイオフィードバック療法の効果は，心理的異常が存在する患者では効果が得られにくいという報告もある[14]．

文献

1) Dykes S, Smilgin-Humphreys S, Bass C. Chronic idiopathic constipation: a psychological enquiry. Eur J Gastroenterol Hepatol 2001; **13**: 39-44（横断）

2) Nehra V, Bruce BK, Rath-Harvey DM, et al. Psychological disorders in patients with evacuation disorders and constipation in a tertiary practice. Am J Gastroenterol 2000; **95**: 1755-1758（横断）

3) Chan AO, Cheng C, Hui WM, et al. Differing coping mechanisms, stress level and anorectal physiology in patients with functional constipation. World J Gastroenterol 2005; **11**: 5362-5366（ケースコントロール）

4) Emmanuel AV, Mason HJ, Kamm MA. Relationship between psychological state and level of activity of extrinsic gut innervation in patients with a functional gut disorder. Gut 2001; **49**: 209-213（横断）

5) Mason HJ, Serrano-Ikkos E, Kamm MA. Psychological morbidity in women with idiopathic constipation. Am J Gastroenterol 2000; **95**: 2852-2857（ケースコントロール）

6) Belsey J, Greenfield S, Candy D, et al. Systematic review: impact of constipation on quality of life in adults and children. Aliment Pharmacol Ther 2010; **31**: 938-949（メタ）

7) Zhou L, Lin Z, Lin L, et al. Functional constipation: implications for nursing interventions. J Clin Nurs 2010; **19**: 1838-1843（ケースコントロール）

8) Hosseinzadeh ST, Poorsaadati S, Radkani B, et al. Psychological disorders in patients with chronic constipation. Gastroenterol Hepatol Bed Bench 2011; **4**: 159-163（ケースコントロール）

9) Ohkubo H, Yoshihara T, Misawa N, et al. Relationship between Stool form and quality of life in patients with chronic constipation: an internet questionnaire survey. Digestion 2021; **102**: 147-154（横断）

10) Yamamoto S, Kawamura Y, Yamamoto K, et al. Internet survey of Japanese patients with chronic constipation: focus on correlations between sleep quality, symptom severity, and quality of life. J Neurogastroenterol Motil 2021; **27**: 602-611（横断）

11) Ballou S, McMahon C, Lee HN, et al. Effects of irritable bowel syndrome on daily activities vary among subtypes based on results from the IBS in America Survey. Clin Gastroenterol Hepatol 2019; **17**: 2471-2478.e3（横断）

12) Albiani JJ, Hart SL, Katz L, et al. Impact of depression and anxiety on the quality of life of constipated patients. J Clin Psychol Med Settings 2013; **20**: 123-132（ケースシリーズ）

13) Palsson OS, Whitehead WE. Psychological treatments in functional gastrointestinal disorders: a primer for the gastroenterologist. Clin Gastroenterol Hepatol 2013; **11**: 208-216

14) Mason HJ, Serrano-Ikkos E, Kamm MA. Psychological state and quality of life in patients having behavioral treatment (biofeedback) for intractable constipation. Am J Gastroenterol 2002; **97**: 3154-3159（横断）

CQ 3-3

慢性便秘症の病態に腸内細菌は関与するか？

推　奨

● 慢性便秘症の病態に腸内細菌が関与している.

【推奨の強さ：―（推奨なし），エビデンスレベル：C】

解説

　慢性便秘症（functional constipation）患者と健康成人の腸内細菌を調べた検討では，いずれも両者で腸内細菌のバランスに有意な違いがあることが示されている（表1）．ただし，具体的な腸内細菌の占有率をみると，報告により異なり一定の見解が得られていない.

　慢性便秘症患者の腸内細菌をマウスに移植すると腸管の収縮が弱くなり，通過時間が延長することが報告されている[1].腸内細菌が腸管運動機能に関与する機序としては，①腸内細菌の組成が便の硬さに関与する[2]，②腸内細菌が産生する短鎖脂肪酸が神経に作用してポリペプチドYY の産生を介して腸管運動を減弱させる一方で[3]，腸クロム親和性細胞に作用してセロトニンの産生を介して腸管運動を亢進させる[4]，③腸内細菌は胆汁酸の代謝に関与しており，腸クロム親和性細胞に作用してセロトニンやカルシトニン遺伝子関連ペプチドの産生を介して腸管運動を亢進させる[5,6]，④腸内細菌が腸管の透過性に関与する[7]，⑤メタン産生菌が腸管の運動に関与する[8]，などの機序が考えられている．腸内細菌と短鎖脂肪酸に関しては，腸内細菌の組成が短鎖脂肪酸濃度に関与すること[9]，大腸通過時間が短鎖脂肪酸濃度と逆相関すること[10]，さらに慢性便秘症患者では便中イソ酪酸の濃度が高いが，慢性便秘症治療が奏効した場合に便中酪酸の濃度が有意に高くなること[11] が示されており，腸内細菌は短鎖脂肪酸を介して慢性便秘症の病態に関与すると考えられる．腸内細菌とセロトニンに関しては，腸内細菌叢の変容はセロトニントランスポーターの制御を介して便秘を引き起こすことも報告されている[12].腸内細菌と胆汁酸に関しては，最近，慢性便秘症患者で胆汁酸代謝の異常が腸内細菌の組成に関与していることが報告された[13].ただし，慢性便秘症患者に胆汁酸トランスポーター阻害薬を投与しても腸内細菌に変化はみられなかったとの報告もある[14].メタン産生菌の関与に関しては，慢性便秘症患者では呼気中のメタン濃度が高く[15]，メタン産生菌が大腸通過時間に関与していることが報告されている[16].また，リファキシミンを投与したRCT では，メタン産生が低下して大腸通過時間が促進され，便秘が改善している[17].ただし，メタン産生が便秘や大腸通過時間に影響しなかったとする報告もある[18].

　シンバイオティクスは腸内細菌のバランスを整えることにより効果を示すと考えられている．慢性便秘症に対するシンバイオティクスの有用性に関しては，検索期間内に9件のRCT が報告されている（表2）．1件のRCT を除いてシンバイオティクスにより症状の改善がみられており，慢性便秘症に対してシンバイオティクスが有効であった．ただし，検討によって異なる腸内細菌を使用しており，投与期間も一定ではなく，症例数も十分ではない検討が多く，さらなる検討が必要と思われる．なお，プレバイオティクスとプロバイオティクスに関しては，治療のBQを参照されたい.

　慢性便秘症に対して糞便移植を行った検討が複数報告されており，いずれも排便回数や便秘

表 1　慢性便秘症と健常人での腸内細菌の違い

筆頭著者, 年	方法	慢性便秘症 (n)	健常人 (n)	結果
Khalif IL. 2005 [7]	培養	FC (57)	HC (25)	Bifidobacterium ↓, Lactobacillus ↓, Clostridium ↓, Bacteroides ↓, E.Coli ↑, S.aureus ↑, Fungi ↑
Kim SE. 2015 [25]	Quantitative RT-PCR	FC (30)	HC (30)	Bifidobacterium ↓, Bacteroides ↓
Parthasarathy G. 2016 [18]	16SrRNA gene sequencing	FC female (13)	HC female (25)	Bacteroidetes ↑
Mancabelli L. 2017 [26]	16S rRNA gene sequencing and shotgun metagenomics	FC (68)	HC (44)	Bacteroidetes ↓, Roseburia ↓, Coprococcus 3 ↓, Faecalibacterium ↑
Wolf PG. 2017 [27]	16S rRNA gene sequencing	FC female (25)	HC female (25)	Hydrogenogenic FeFe (FeFe-hydA) ↓, Hydrogenotorophic (methyl coenzyme M reductase A (mrcA)) ↓, Dissimilatory sulfite reductase A (dsrA) ↓
Huang LS. 2018 [28]	16S rRNA gene sequencing	FC (53)	HC (53)	Parabacteroides ↑, Erysipelotrichaceae_UCG-003 ↑, Prevotella_9 ↓, Megamonas ↓, Enterobacteriaceae_unclassified ↓, Klebsiella ↓
Guo M. 2020 [29]	16SrRNA gene sequencing	FC (61)	HC (48)	Firmicutes ↓, Proteobacteria ↓, Bacteroides ↑, Prevotella ↑, Lactococcus ↑, Ruminococcus ↑, Butyricimonas ↑
Li H. 2020 [30]	16S rRNA gene sequencing	FC female (29)	HC female (30)	Bacteroides ↑, Proteobacteria ↓, Firmicutes/Bacteroidetes ↓, Butyrate-producing bacteria (Roseburia and Fusicatenibacter) ↓
Tian H. 2021 [31]	High-throughput sequencing	STC (18)	HC (17)	Shannon diversity ↑, Simpson diversity ↑
Fan Y. 2022 [13]	16S rRNA gene sequencing	STC (30)	HC (30)	Difference of β-diversity, Bacteroides ↑, Parabacteroides ↑, Desulfovibrionaceae ↑, Ruminiclostridium ↑, Subdoligranulum ↓

FC：機能性便秘症, HC：健常人, STC：大腸通過遅延型便秘

表2 慢性便秘症に対するシンバイオティクスの効果

筆頭著者, 年	介入群	コントロール群	プレバイオティクス	プロバイオティクス	投与期間	結果
DePaula, 2008 [32]	FC (266)	FC (266)	Fructooligosaccharide	Bifidobacterium (DN-173 010)	14日	Bowel evacuation ↑, Quality of stool ↑, Perception of straining effort ↓, Perception of pain associated with defecation ↓
Fateh, 2011 [33]	FC male (31)	FC male (29)	Fructooligosaccharide	Lactobacillus casei (NCIMB1 30185), Lactobacillus rhamnosus (NCIMB 30188), Streptococcus thermophilus (NCIMB 30189), Bifidobacterium breve (NCIMB 30180), Lactobacillus acidophilus (NCIMB 30184), Bifidobacterium longum (NCIMB 30182), Lactobacillus bulgaricus (NCIMB 30186)	4週間	Stool frequency ↑, Improvement of Bristol stool score
Waitzberg, 2013 [34]	FC female (49)	FC female (50)	Fructooligosaccharide	Lactobacillus paracasei (Lpc-37), Lactobacillus rhamnosus (HN001), Lactobacillus acidophilus (NCFM), Bifidobacterium lactis (HN019)	30日間	Frequency of evacuation ↑, Stool consistency and shape ↑, Abdominal symptoms →, AGACHAN score improved
Bazzocchi, 2014 [35]	FC (17)	FC (12)	Psyllium	5probiotics including Lactobacillus, Bifidobacterium	8週間	Percentage of normal stool consistency ↑, Intestinal transit time ↓
Magro, 2014 [36]	CC (26)	CC (21)	Polydextrose	Lactobacillus acidophilus NCFM (ATCC 700396), Bifidobacterium lactis HN019 (AGAL NM97/09513)	14日間	Agachan score ↓, Colonic transit time ↓
Ding, 2016 [37]	STC (48)	STC (45)	Soluble dietary fiber	Bifid triple viable capsules	12週間	Clinical improvement ↑, Stool frequency ↑, Improved stool consistency, Colonic transit time ↓
Cudmore, 2017 [38]	FC (35)	FC (34)	Pysllium fiber and inulin	5 probiotic strains	4週間	No significant difference of frequency of bowel movements, Improved QOL, Improved symptoms of constipation, Significant reduction in laxative use
Lim, 2018 [39]	FC (43)	FC (42)	Inulin-oligofructose	Lactobacillus plantarum (LP01), Bifidobacterium lactis (B12)	12週間	No significant difference
Kim, 2021 [40]	FC (20)	FC (10)	Xylooligosaccharide and dietary fiber	Lactobacillus and Bifidobacterium species	4週間	Significant differences of the response to 9 of the 12 survey questions (the number and duration of bowel movements, amount of feces, number of irritant bowel movements, number of times bowel movements felt incomplete, shape of the feces, amount of gas in the gut, discomfort after defecation, and discomfort owing to constipation). Firmicutes (Ruminococcaceaea and Lachnospiraceae) ↓, Bacteroidetes (Bacteroidaceae) ↑, Improved discomfort associated with bowel movements

FC：機能性便秘症. CC：慢性便秘症. STC：大腸通過遅延型便秘

第3章 病態生理

症状の改善がみられている[1, 19~24]. ただし，ほとんどの検討はケースシリーズであり，RCT は 1 件のみである．また，症例数も少なく，エビデンスの高い報告はみられていない．また，糞便移植については，現時点では方法が確立しておらず，また安全性も証明されていないことに留意する必要がある．

　以上から，慢性便秘症の腸内細菌のバランスは健常人と異なっており，シンバイオティクスや糞便移植が慢性便秘症の症状を改善すると考えられており，慢性便秘症の病態に腸内細菌が関与していると考えられる．

■ 文献 ■

1) Ge X, Zhao W, Ding C, et al. Potential role of fecal microbiota from patients with slow transit constipation in the regulation of gastrointestinal motility. Sci Rep 2017; **7**: 441 （ケースコントロール）
2) Vandeputte D, Falony G, Vieira-Silva S, et al. Stool consistency is strongly associated with gut microbiota richness and composition, enterotypes and bacterial growth rates. Gut 2016; **65**: 57-62 （横断）
3) Cherbut C, Ferrier L, Roze C, et al. Short-chain fatty acids modify colonic motility through nerves and polypeptide YY release in the rat. Am J Physiol 1998; **275**: G1415-G1422
4) Fukumoto S, Tatewaki M, Yamada T, et al. Short-chain fatty acids stimulate colonic transit via intraluminal 5-HT release in rats. Am J Physiol Regul Integr Comp Physiol 2003; **284**: R1269-R1276
5) Bunnett NW. Neuro-humoral signalling by bile acids and the TGR5 receptor in the gastrointestinal tract. J Physiol 2014; **592**: 2943-2950
6) Yano JM, Yu K, Donaldson GP, et al. Indigenous bacteria from the gut microbiota regulate host serotonin biosynthesis. Cell 2015; **161**: 264-276
7) Khalif IL, Quigley EM, Konovitch EA, et al. Alterations in the colonic flora and intestinal permeability and evidence of immune activation in chronic constipation. Dig Liver Dis 2005; **37**: 838-849 （非ランダム）
8) Sahakian AB, Jee SR, Pimentel M. Methane and the gastrointestinal tract. Dig Dis Sci 2010; **55**: 2135-2143
9) Jalanka J, Major G, Murray K, et al. The effect of psyllium husk on intestinal microbiota in constipated patients and healthy controls. Int J Mol Sci 2019; **20**: 433 （ケースコントロール）
10) Muller M, Hermes GDA, Canfora EE, et al. Distal colonic transit is linked to gut microbiota diversity and microbial fermentation in humans with slow colonic transit. Am J Physiol Gastrointest Liver Physiol 2020; **318**: G361-G369 （横断）
11) Kang DW, DiBaise JK, Ilhan ZE, et al. Gut microbial and short-chain fatty acid profiles in adults with chronic constipation before and after treatment with lubiprostone. Anaerobe 2015; **33**: 33-41 （非ランダム）
12) Cao H, Liu X, An Y, et al. Dysbiosis contributes to chronic constipation development via regulation of serotonin transporter in the intestine. Sci Rep 2017; **7**: 10322 （ケースコントロール）
13) Fan Y, Xu C, Xie L, et al. Abnormal bile acid metabolism is an important feature of gut microbiota and fecal metabolites in patients with slow transit constipation. Front Cell Infect Microbiol 2022; **12**: 956528 （ケースコントロール）
14) Misawa N, Higurashi T, Takatsu T, et al. The benefit of elobixibat in chronic constipation is associated with faecal deoxycholic acid but not effects of altered microbiota. Aliment Pharmacol Ther 2020; **52**: 821-828 （非ランダム）
15) Lee KM, Paik CN, Chung WC, et al. Breath methane positivity is more common and higher in patients with objectively proven delayed transit constipation. Eur J Gastroenterol Hepatol 2013; **25**: 726-732 （横断）
16) Attaluri A, Jackson M, Valestin J, et al. Methanogenic flora is associated with altered colonic transit but not stool characteristics in constipation without IBS. Am J Gastroenterol 2010; **105**: 1407-1411 （ケースコントロール）
17) Ghoshal UC, Srivastava D, Misra A. A randomized double-blind placebo-controlled trial showing rifaximin to improve constipation by reducing methane production and accelerating colon transit: a pilot study. Indian J Gastroenterol 2018; **37**: 416-423 （ランダム）
18) Parthasarathy G, Chen J, Chen X, et al. Relationship between microbiota of the colonic mucosa vs feces and symptoms, colonic transit, and methane production in female patients with chronic constipation. Gastroenterology 2016; **150**: 367-379 e1 （ケースコントロール）
19) Borody TJ, George L, Andrews P, et al. Bowel-flora alteration: a potential cure for inflammatory bowel disease and irritable bowel syndrome? Med J Aust 1989; **150**: 604 （ケースシリーズ）
20) Tian H, Ding C, Gong J, et al. Treatment of slow transit constipation with fecal microbiota transplantation: a pilot study. J Clin Gastroenterol 2016; **50**: 865-870 （非ランダム）

21） Tian H, Ge X, Nie Y, et al. Fecal microbiota transplantation in patients with slow-transit constipation: a randomized, clinical trial. PLoS One 2017; **12**: e0171308（ランダム）

22） Ding C, Fan W, Gu L, et al. Outcomes and prognostic factors of fecal microbiota transplantation in patients with slow transit constipation: results from a prospective study with long-term follow-up. Gastroenterol Rep (Oxf) 2018; **6**: 101-107（コホート）

23） Zhang X, Tian H, Gu L, et al. Long-term follow-up of the effects of fecal microbiota transplantation in combination with soluble dietary fiber as a therapeutic regimen in slow transit constipation. Sci China Life Sci 2018; **61**: 779-786（コホート）

24） Xie L, Xu C, Fan Y, et al. Effect of fecal microbiota transplantation in patients with slow transit constipation and the relative mechanisms based on the protein digestion and absorption pathway. J Transl Med 2021; **19**: 490（非ランダム）

25） Kim SE, Choi SC, Park KS, et al. Change of fecal flora and effectiveness of the short-term VSL#3 probiotic treatment in patients with functional constipation. J Neurogastroenterol Motil 2015; **21**: 111-120（非ランダム）

26） Mancabelli L, Milani C, Lugli GA, et al. Unveiling the gut microbiota composition and functionality associated with constipation through metagenomic analyses. Sci Rep 2017; **7**: 9879（ケースコントロール）

27） Wolf PG, Parthasarathy G, Chen J, et al. Assessing the colonic microbiome, hydrogenogenic and hydrogenotrophic genes, transit and breath methane in constipation. Neurogastroenterol Motil 2017; **29**: 1-9（ケースコントロール）

28） Huang LS, Kong C, Gao RY, et al. Analysis of fecal microbiota in patients with functional constipation undergoing treatment with synbiotics. Eur J Clin Microbiol Infect Dis 2018; **37**: 555-563（非ランダム）

29） Guo M, Yao J, Yang F, et al. The composition of intestinal microbiota and its association with functional constipation of the elderly patients. Future Microbiol 2020; **15**: 163-175（ケースコントロール）

30） Li H, Chen J, Ren X, et al. Gut microbiota composition changes in constipated women of reproductive age. Front Cell Infect Microbiol 2021; **10**: 557515（横断）

31） Tian H, Chen Q, Yang B, et al. Analysis of gut microbiome and metabolite characteristics in patients with slow transit constipation. Dig Dis Sci 2021; **66**: 3026-3035（コホート）

32） De Paula JA, Carmuega E, Weill R. Effect of the ingestion of a symbiotic yogurt on the bowel habits of women with functional constipation. Acta Gastroenterol Latinoam 2008; **38**: 16-25（ランダム）

33） Fateh R, Iravani S, Frootan M, et al. Synbiotic preparation in men suffering from functional constipation: a randomised controlled trial. Swiss Med Wkly 2011; **141**: w13239（ランダム）

34） Waitzberg DL, Logullo LC, Bittencourt AF, et al. Effect of synbiotic in constipated adult women: a randomized, double-blind, placebo-controlled study of clinical response. Clin Nutr 2013; **32**: 27-33（ランダム）

35） Bazzocchi G, Giovannini T, Giussani C, et al. Effect of a new synbiotic supplement on symptoms, stool consistency, intestinal transit time and gut microbiota in patients with severe functional constipation: a pilot randomized double-blind, controlled trial. Tech Coloproctol 2014; **18**: 945-53（ランダム）

36） Magro DO, de Oliveira LM, Bernasconi I, et al. Effect of yogurt containing polydextrose, lactobacillus acidophilus NCFM and bifidobacterium lactis HN019: a randomized, double-blind, controlled study in chronic constipation. Nutr J 2014; **13**: 75（ランダム）

37） Ding C, Ge X, Zhang X, et al. Efficacy of synbiotics in patients with slow transit constipation: a prospective randomized trial. Nutrients 2016; **8**: 605（ランダム）

38） Cudmore S, Doolan A, Lacey S, et al. A randomised, double-blind, placebo-controlled clinical study: the effects of a synbiotic, Lepicol, in adults with chronic, functional constipation. Int J Food Sci Nutr 2017; **68**: 366-377（ランダム）

39） Lim YJ, Jamaluddin R, Hazizi AS, et al. Effects of synbiotics among constipated adults in Serdang, Selangor, Malaysia: a randomised, double-blind, placebo-controlled trial. Nutrients 2018; **10**: 824（ランダム）

40） Kim MC, Lee S, Park JK, et al. Effects of ID-HWS1000 on the perception of bowel activity and microbiome in subjects with functional constipation: a randomized, double-blind placebo-controlled study. J Med Food 2021; **24**: 883-893（ランダム）

慢性便秘症とオーバーラップする機能性消化管疾患は何か？

推奨

● 慢性便秘症において機能性ディスペプシア（FD），胃食道逆流症（GERD）が合併することがある．

【推奨の強さ：―（推奨なし），エビデンスレベル：B 】

解説

　Rome 分類では消化管ごとに機能性消化管疾患が提唱されており，それぞれにおいて運動異常や感覚過敏といった共通の病態生理が提唱されている．この点について見方を変えると複数の機能性消化管疾患において共通の病態生理が存在する可能性，すなわち共通の病態生理を背景とした複数の機能性消化管疾患が同一症例においてオーバーラップする可能性が考えられる．慢性便秘症と時期によって移行する過敏性腸症候群については「機能性消化管疾患診療ガイドライン 2020―過敏性腸症候群（IBS）（改訂第 2 版）」の『IBS の消化管合併症とは？』という BQ において『IBS の消化管合併症として FD，GERD，IBD が知られている』とされている[1]．

　Rome 委員会が行った Rome IV 基準に基づく問診票による多施設共同の検討では機能性便秘症例の 23％に機能性ディスペプシア（functional dyspepsia：FD）が合併していること[2]，本邦からも FD 患者の 13.8％に機能性便秘症が合併していること[3] が報告されており（表1），「機能性消化管疾患診療ガイドライン 2021―機能性ディスペプシア（FD）（改訂第 2 版）」においても『FD と併存しやすい疾患は何か？』という BQ において『過敏性腸症候群，胃食道逆流症，機能性便秘症，および不安障害などは FD と併存しやすい』とされている[4]．

　慢性便秘症と胃食道逆流症（gastroesophageal reflux disease：GERD）の合併については本邦よりインターネット調査による研究で GerdQ スコアが 8 点以上の有意な逆流症状を示す 1,223 名のうち，本邦「慢性便秘症診療ガイドライン 2017」の定義を満たす慢性便秘症は 693 名でありオーバーラップ率は 56.7％であり，そのうちの 26％が便秘薬を内服していたことが報告されている[5]．

　他の国からも慢性便秘症と FD，GERD の合併についての報告は多く[6~8]，前述のものも含めて表 1 にまとめた．Rome IV 基準で定義される胸やけ症状を呈する機能性消化管疾患（機能性食

表1　慢性便秘症における FD および GERD との合併率

	報告されている国など	合併率（%）
FD との合併	Rome 委員会[2]	23.0
	フランス[7]	8.8
GERD との合併	日本[5]	56.7
FD，GERD 双方との合併	米国[6]	18.8
	韓国[8]	4.9

道疾患）は，厳密には24時間pHインピーダンスモニタリングによって診断されるreflux hyper-sensitivity（逆流過敏性食道）とfunctional heartburn（機能性胸やけ）の2つの疾患を指す．しかしながら，24時間pHインピーダンスモニタリングを行ったうえで機能性食道疾患と慢性便秘症の関連について検討した論文は存在せず，ここでは問診票によって症状ベースで診断されたGERDについて検討を行った．

　以上より，慢性便秘症においてFD，GERDが合併すると考えられる．

文献

1） 日本消化器病学会（編）．機能性消化管疾患診療ガイドライン2020—過敏性腸症候群（IBS）（改訂第2版），南江堂，東京，2020（ガイドライン）

2） Palsson OS, Whitehead WE, van Tilburg MA, et al. Development and validation of the Rome Ⅳ diagnostic questionnaire for adults. Gastroenterology 2016; **150**: 1481-1491（コホート）

3） Nakajima S, Takahashi K, Sato J, et al. Spectra of functional gastrointestinal disorders diagnosed by Rome Ⅲ integrative questionnaire in a Japanese outpatient office and the impact of overlapping. J Gastroenterol Hepatol 2010; **25** (Suppl 1): S138-S143（コホート）

4） 日本消化器病学会（編）．機能性消化管疾患診療ガイドライン2021—機能性ディスペプシア（FD）（改訂第2版），南江堂，東京，2021（ガイドライン）

5） Ogasawara N, Funaki Y, Kasugai K, et al. Overlap between constipation and gastroesophageal reflux disease in Japan: results from an internet survey. J Neurogastroenterol Motil 2022; **28**: 291-302（コホート）

6） Vakil N, Stelwagon M, Shea EP, et al. Symptom burden and consulting behavior in patients with overlapping functional disorders in the US population. United European Gastroenterol J 2016; **4**: 413-422（コホート）

7） Le Pluart D, Sabaté JM, Bouchoucha M, et al. Functional gastrointestinal disorders in 35,447 adults and their association with body mass index. Aliment Pharmacol Ther 2015; **41**: 758-767（コホート）

8） Park KS, Jee SR, Lee BE, et al. Nationwide multicenter study for overlaps of common functional gastrointestinal disorders in Korean patients with constipation. J Neurogastroenterol Motil 2017; **23**: 569-577（コホート）

第3章　病態生理

第4章
診断検査

BQ 4-1

慢性便秘症の診療に有用な問診票は何か？

回　答

- 慢性便秘症の診療のための問診票はいくつか考案されているが，どの問診票が有用かについては不明である．

解説

慢性便秘症の診療では，まず問診をしっかり行うことが重要である．慢性便秘症の診療に必要な問診項目には，症状，病歴，服薬状況，排便様式および排便に関する環境，警告症状や危険因子があげられる[1]．これまでに欧米から数種類の問診票が開発されており[2~13]，そのなかには日本語に翻訳されているものも存在する[10, 11, 14]．表1に，これまでに考案されている慢性便秘診療に応用できる問診票の構成および特徴を示す[3~14]．問診票は便秘の重症度を数値化するもの[3~6]と生活の質（quality of life：QOL）を評価するもの[3~14]に分類される．現状ではいずれの問診票も本邦の日常診療で頻用されているとは言い難い．それぞれ想定されている用途が異なること，また欧米人と日本人における慢性便秘の特徴が必ずしも同一といえず，現時点ではそれぞれの問診票を一概に比較することは困難と考えられる．今後，日本人の実態に即した問診票の開発が望まれる．

文献

1) 日本消化器病学会関連研究会 慢性便秘の診断・治療研究会（編）．慢性便秘症診療ガイドライン 2017，南江堂，東京，2017（ガイドライン）

2) Bove A, Pucciani F, Bellini M, et al. Consensus statement AIGO/SICCR: diagnosis and treatment of chronic constipation and obstructed defecation (part I: diagnosis). World J Gastroenterol 2012; **18**: 1555-1564（ガイドライン）

3) Frank L, Kleinman L, Farup C, et al. Psychometric validation of a constipation symptom assessment questionnaire. Scand J Gastroenterol 1999; **34**: 870-877（横断）

4) Agachan F, Chen T, Pfeifer J, et al. A constipation scoring system to simplify evaluation and management of constipated patients. Dis Colon Rectum 1996; **39**: 681-685（横断）

5) Knowles CH, Scott SM, Legg PE, et al. Level of classification performance of KESS (symptom scoring system for constipation) validated in a prospective series of 105 patients. Dis Colon Rectum 2002; **45**: 842-843（横断）

6) Varma MG, Wang JY, Berian JR, et al. The constipation severity instrument: a validated measure. Dis Colon Rectum 2008; **51**: 162-172（横断）

7) Altomare DF, Spazzafumo L, Rinaldi M, et al. Set-up and statistical validation of a new scoring system for obstructed defaecation syndrome. Colorectal Dis 2008; **10**: 84-88（横断）

8) Eypasch E, Williams JI, Wood-Dauphinee S, et al. Gastrointestinal Quality of Life Index: development, validation and application of a new instrument. Br J Surg 1995; **82**: 216-222（横断）

9) Marquis P, De La Loge C, Dubois D, et al. Development and validation of the Patient Assessment of Constipation Quality of Life questionnaire. Scand J Gastroenterol 2005; **40**: 540-551（横断）

10) Nomura H, Agatsuma T, Mimura T. Validity and reliability of the Japanese version of the Patient Assessment of Constipation Quality of Life questionnaire. J Gastroenterol 2014; **49**: 667-673（横断）

11) Tsunoda A, Yamada K, Takano M, et al. The translation and validation of the Japanese version of the patient assessment of constipation quality of life scale. Surg Today 2016; **46**: 414-421（横断）

12) Wang JY, Hart SL, Lee J, et al. A valid and reliable measure of constipation-related quality of life. Dis Colon Rectum 2009; **52**: 1434-1442（横断）

表1　これまでに開発されている問診票の一覧

名称	出典	発行年	構成	特徴
The Patients Assessment of Constipation Symptoms [3]	Frank L, et al. Scand J Gastroenterol	1999	12項目	Validation されているが，あまり使われていない．
The Cleveland Clinic Constipation Score [4]	Agachan F, et al. DisColon Rectum	1996	8項目 0～4点 最大30点	Validation されていないが，汎用されている．
The Symptom Scoring System for Constipation [5]	Knowles CH, et al. Dis Colon Rectum	2002	11項目 0～3, 4点 最大39点	Validation されているが，あまり使われていない．
The Constipation Severity Instrument (CSI) [6]	Varma MG, et al. Dis Colon Rectum	2008	78項目	過敏性腸症候群，大腸通過遅延型，排便障害を鑑別
The Obstructed Defecation Syndrome (ODS) score [7]	Altomare DF, et al. Colorectal Dis	2008	7項目 0～4点 最大27点	便排出障害に特化
The Gastrointestinal QoL Questionnaire [8]	Eypasch E, et al. Br J Surg	1995	36項目の5択 最大180点	便秘に特化していない消化器系のQOL測定
Patient Assessment of Constipation Quality of Life (PAC-QOL) [9～11]	Marquis P, et al. Scand J Gastroenterol	2005	28項目 0～4点 最大112点	QOL測定．日本語版のvalidation が行われた．
The Constipation-Related Quality of Life (CRQOL) [12]	Dis Colon Rectum	2009	4つの大項目： 社会（11項目） ストレス(11項目) 食事（11項目） 排便（4項目）	QOL測定
IBS-QOL [13, 14]	Patrick DL, et al. Dig Dis Sci	1998	34項目	疾患特異的QOL測定
	Kanazawa M, et al. Biopsychosoc Med（日本語版）	2007		

13) Patrick DL, Drossman DA, Frederick IO, et al. Quality of life in persons with irritable bowel syndrome: development and validation of a new measure. Dig Dis Sci 1998; **43**: 400-411（横断）

14) Kanazawa M, Drossman DA, Shinozaki M, et al. Translation and validation of a Japanese version of the irritable bowel syndrome-quality of life measure (IBS-QOL-J). Biopsychosoc Med 2007; **1**: 6（横断）

慢性便秘症の診療に有用な身体診察は何か？

回 答
●慢性便秘症の診療に有用な身体診察は腹部診察（視診，聴診，打診，触診）と直腸肛門診（視診，指診）である．

解説

　身体診察は器質性便秘症の鑑別と便排出障害の存在診断の一助となる[1]．身体診察により器質性便秘症が疑われた場合は速やかに各種検査を行う．また，便排出障害の存在が疑われた場合は状況に応じて排便造影検査や直腸肛門内圧検査などの専門的検査（BQ 4-4，BQ 4-5 参照）を行う．

　腹部の診察（視診，聴診，打診，触診）を行う．視診では腹部膨隆（全体または限局性）の有無，手術瘢痕の有無，蠕動不穏（＝胃・腸の蠕動運動の亢進）の有無を診察する．聴診では腸蠕動音の亢進や減弱の有無を診察する．腸管に閉塞または狭窄がある場合は金属音が聴取される．打診では鼓音の有無，程度，存在部位を診察する．麻痺性イレウスの場合は高度の腹部膨満と腹部全体にわたる鼓音が聴取される．触診では圧痛や腫瘤の有無を診察する．やせている人では左下腹部に便がたまったS状結腸を触知することがある．腫瘤を触知した場合，触診だけでは確定診断はできないため適宜必要な検査を行う．

　次に排便困難などの症状があれば，直腸肛門診（視診と指診）を行う．まず肛門視診を行い，脱肛，直腸脱，見張りいぼ，便漏れ，瘢痕の有無を診察する．引き続き直腸肛門指診を行う．右手で診察する場合，左側臥位で行う．直腸まで示指を挿入し，直腸肛門狭窄の有無を診察する．肛門狭窄がある場合，挿入困難となり痛みを訴えることがある．示指が届く範囲に便塊や腫瘤がないか指を回して触診する．さらに，血液付着，直腸瘤の有無を診察する．通常健常人では，便意を感じていないときは直腸内に便は存在しない．慢性便秘症では便塊を触知することがあるが，硬便を触知する場合，便汁の漏れを伴うこともある．女性の場合は，直腸前壁を指で圧迫したときの膣内への突出の程度から直腸瘤を疑うことができる．次に肛門の締まり具合を確認する．安静時（静止時）の肛門の締まり具合により内肛門括約筋の収縮力を，肛門を随意収縮させたとき（収縮時）の肛門の締まり具合により恥骨直腸筋や外肛門括約筋の収縮力を知ることができる[2]．また，排便動作（いきみ）をさせると肛門管が緩むことを感知するが，骨盤底筋協調運動障害がある場合は，肛門を収縮させたときと同様またはそれ以上に肛門の締まり具合が強くなる（奇異性収縮）[3]．なお，自然な排便動作をさせるために，直腸に便がない場合はそのことを伝え，直腸に便がある場合は排出しても大丈夫であることを説明しておく必要がある．

文献

1) 日本消化器病学会関連研究会 慢性便秘の診断・治療研究会（編）．慢性便秘症診療ガイドライン 2017，南江堂，東京，2017（ガイドライン）
2) Orkin BA, Sinykin SB, Lloyd PC. The digital rectal examination scoring system (DRESS). Dis Colon Rectum 2010; 53: 1656-1660（コホート）
3) Tantiphlachiva K, Rao P, Attaluri A, Rao SS. Digital rectal examination is useful tool for identifying patients with dyssynergia. Clin Gastroenterol Hepatol 2010; 8: 955-960（コホート）

慢性便秘症の診療で適宜必要な検査は何か？

回 答

- 慢性便秘症は一次性と二次性に分類される．
- 二次性慢性便秘症の鑑別のために，血液検査，便潜血検査，大腸内視鏡検査，腹部 X 線・注腸 X 線検査の必要性を個別に判断して実施する．

解説

　症状に基づいて診断される慢性便秘症は（BQ 1-2 参照），一次性と二次性に分類される（BQ 1-1 参照）．問診（BQ 4-1 参照）や身体診察（BQ 4-2 参照）から基礎疾患や病態を推察し，二次性慢性便秘症（薬剤性便秘症，症候性便秘症および狭窄性器質性便秘症）の鑑別のために，以下に示す血液検査，便潜血検査，大腸内視鏡検査，腹部 X 線・注腸 X 線検査の必要性を個別に判断して実施する．

1．血液検査・便潜血検査

　二次性便秘症の鑑別に血液検査は有用であるが，測定するべき検査項目およびその診断的有用性や費用対効果を厳密に評価した研究はない．そのため，患者の病歴や身体所見などから基礎疾患や病態を推察し必要な検査項目を個別に判断する．たとえば，全血球計算（complete blood cell count：CBC）は慢性便秘症患者以外においても推奨され[1~3]，貧血を認める際には悪性疾患を念頭に置く．また，糖尿病性神経障害，甲状腺機能低下症および副甲状腺機能亢進症といった内分泌・代謝疾患の鑑別においては，血糖，甲状腺機能検査（遊離 T_4，TSH），血清カルシウムなどの血液生化学検査を行う[3~6]．また，便潜血検査は大腸癌のスクリーニング検査として有用性があることが報告されている[7]．

2．大腸内視鏡検査

　大腸内視鏡検査は主に腫瘍性疾患や炎症性疾患などに伴う狭窄性器質性便秘症の鑑別に有用である．特に警告症状や，危険因子（50 歳以上での発症，大腸器質的疾患の既往歴または家族歴）がある患者，通常の臨床検査にて異常のある患者には，大腸内視鏡検査を行う必要がある[1,4]．一方，慢性便秘症患者に対して大腸内視鏡検査を行った場合の腫瘍性疾患の有病率は，無症状者に対し大腸癌スクリーニングとして大腸内視鏡検査を行った場合と同等であることが報告されている[8]．そのため海外のガイドラインでは，警告症状や危険因子がなく，便潜血検査免疫法（本邦では 40 歳以上が対象，2 日法・逐年）を行っている患者においては，狭窄性器質性便秘症の除外目的での大腸内視鏡検査は推奨されていない[4~6]．

3．腹部 X 線・注腸 X 線検査

　腹部 X 線検査は，腸管ガスの貯留や腫瘍による腸管の圧排を観察することで，腸閉塞や結腸軸捻転などの器質的疾患の早期発見および除外診断に有用であり，日常診療において用いられる．便秘の病態評価においては，腸管ガスや残便の量などに着目した探索研究が散見されるが，

現状では確立された手法はない[9~11]．注腸X線検査は，大腸内視鏡検査と同様に，狭窄性器質性便秘症の除外が必要な患者に対して用いられる．

二次性便秘症を鑑別後，一次性便秘症については，必要に応じて体外式超音波検査（CQ 4-2），大腸通過時間検査（CQ 4-3），排便造影検査（BQ 4-4）および直腸肛門内圧検査（BQ 4-5）を施行して病態評価する．詳細はそれぞれの項を参照されたい．

■ 文献 ■

1) 日本消化器病学会関連研究会 慢性便秘の診断・治療研究会（編）．慢性便秘症診療ガイドライン 2017，南江堂，東京，2017（ガイドライン）
2) 日本消化器病学会（編）．機能性消化管疾患診療ガイドライン 2020—過敏性腸症候群（IBS）（改訂第2版），南江堂，東京，2020（ガイドライン）
3) Serra J, Pohl D, Azpiroz F, et al. European society of neurogastroenterology and motility guidelines on functional constipation in adults. Neurogastroenterol Motil 2020; **32**: e13762（ガイドライン）
4) Bharucha AE, Dorn SD, Lembo A, Pressman A. American Gastroenterological Association medical position statement on constipation. Gastroenterology 2013; **144**: 211-217（ガイドライン）
5) Remes-Troche JM, Coss-Adame E, Lopéz-Colombo A, et al. The Mexican consensus on chronic constipation. Rev gastroenterol mex (Engl Ed) 2018; **83**: 168-189（ガイドライン）
6) American College of Gastroenterology Chronic Constipation Task Force. An evidence-based approach to the management of chronic constipation in North America. Am J Gastroenterol 2005; **100** (Suppl 1): S1-S4（ガイドライン）
7) Quintero E, Castells A, Bujanda L, et al. Colonoscopy versus fecal immunochemical testing in colorectal-cancer screening. N Engl J Med 2012; **366**: 697-706（ランダム）
8) Pepin C, Ladabaum U. The yield of lower endoscopy in patients with constipation: survey of a university hospital, a public county hospital, and a veterans administration medical center. Gastrointest Endosc 2002; **56**: 325-332（ケースコントロール）
9) Park SY, Park HB, Lee JM, et al. Relevance of colonic gas analysis and transit study in patients with chronic Constipation. J Neurogastroenterol Motil 2015; **21**: 433-439（横断）
10) Morken MH, Berstad AE, Nysaeter G, et al. Intestinal gas in plain abdominal radiographs does not correlate with symptoms after lactulose challenge. Eur J Gastroenterol Hepatol 2007; **19**: 589-593（横断）
11) Cangemi DJ, Flanagan R, Barshop K, et al. Colonic stool burden a useful surrogate for slow transit constipation as determined by a radiopaque transit study. Am J Gastroenterol 2019; **114**: 519-523（横断）

慢性便秘症における警告症状・徴候は何か？

● 慢性便秘症の「警告症状・徴候」は，排便習慣の急激な変化，血便，6ヵ月以内の予期せぬ3kg以上の体重減少，発熱，関節痛，異常な身体所見（腹部腫瘤の触知，腹部の波動，直腸指診による腫瘤の触知，血液の付着など）を代表とする，器質的疾患を示唆する症状と徴候である．

【推奨の強さ：―（推奨なし），エビデンスレベル：B 】

解説

慢性便秘症の「警告症状・徴候」として，排便習慣の急激な変化，血便，6ヵ月以内の予期せぬ3kg以上の体重減少，発熱，関節痛，異常な身体所見（腹部腫瘤の触知，腹部の波動，直腸指診による腫瘤の触知，血液の付着など）があげられる[1~5]．これらの症状や徴候がある患者では特に腫瘍性疾患や炎症性疾患といった器質的疾患による二次性便秘症の可能性を検討しなければならない．

また，50歳以上での発症，大腸器質的疾患の既往歴または家族歴が「危険因子」である[1,2]．「警告症状・徴候」，「危険因子」，また「通常の臨床検査での異常所見」のうち，いずれかひとつでもあれば，大腸内視鏡検査（もしくは注腸X線検査）を行う必要がある．そのため，問診および身体診察において「警告症状・徴候」と「危険因子」の有無に留意する．

文献

1) 日本消化器病学会関連研究会 慢性便秘の診断・治療研究会（編）．慢性便秘症診療ガイドライン2017，南江堂，東京，2017（ガイドライン）

2) 日本消化器病学会（編）．機能性消化管疾患診療ガイドライン2020―過敏性腸症候群（IBS）（改訂第2版），南江堂，東京，2020（ガイドライン）

3) American Gastroenterological Association, et al. American Gastroenterological Association medical position statement on constipation. Gastroenterology 2013; **144**: 211-217（ガイドライン）

4) Remes-Troche JM, Coss-Adame E, Lopéz-Colombo A, et al. The Mexican consensus on chronic constipation. Rev Gastroenterol Mex (Engl Ed) 2018; **83**: 168-189（ガイドライン）

5) American College of Gastroenterology Chronic Constipation Task Force. An evidence-based approach to the management of chronic constipation in North America. Am J Gastroenterol 2005; **100** (Suppl 1): S1-S4（ガイドライン）

第4章 診断検査

CQ 4-2

慢性便秘症の病態機能評価において，体外式超音波検査は有用か？

推　奨

● 慢性便秘症の病態機能評価に体外式超音波検査を臨床応用した報告は少ないが，有用である可能性があり，行うことを提案する．

【推奨の強さ：弱（合意率 96％），エビデンスレベル：B 】

■ 解説 ■

　慢性便秘症に対する薬剤の選択肢は，以前と比較して増えている．しかしながら，患者に最適な薬物治療を決定するためには，薬剤に対する患者の反応を観察しながら試行錯誤で行われることが多い[1]．一方，慢性便秘症の病態生理は多岐に及ぶため，その病態に合致しない薬剤を投与することで腹痛，下痢，虚血性腸炎などの副作用が生じることも経験する[2]．

　これまでに報告されている慢性便秘症の病態機能評価法には，排便造影検査，放射線不透過マーカー法を用いた大腸通過時間検査，直腸肛門内圧検査などがあげられ一定の評価が得られている[3]．しかしながら，これらの検査法には放射線被曝の問題，設備費用の問題，手技の煩雑さなどの問題があり，本邦の慢性便秘症診療で頻用されているとは言い難い．

　一方，近年の機器性能の向上から非侵襲的，低コスト，簡便で繰り返し検査可能な体外式超音波検査の消化管疾患への臨床応用が注目されている．これまでに体外式超音波検査を慢性便秘症診療へ臨床応用した報告は数編みられる[4~6]．

　近年，慢性便秘症診療にかかわる多職種スタッフから構成される慢性便秘の診断・治療研究会附置研究会の慢性便秘エコー研究会から，直腸エコーを用いた慢性便秘診療に向けた簡便な機能評価法が提案されている[6]．同評価法では，直腸の便貯留の状態を3パターンに分類しており，今後この分類を用いて治療方針を決定する臨床応用が予定されている（図1）[6]．すなわち，体外式超音波検査で直腸に糞便がなければ，無駄に浣腸を行わなくてよく，硬便が認められれば摘便をすることでその後の下剤などの投与による重篤な腸管穿孔の合併症が避けられることになる．また，体外式超音波検査で直腸に普通便が確認されれば坐剤などで排便を促すことで，これまで試行錯誤で行われていた便秘治療が病態に沿ったものになると期待されている．

　慢性便秘症診療は医師だけでなくメディカルスタッフも含めた多職種スタッフが関与する．また，慢性便秘症患者は高齢者が多いことから，フレイルやプレ・フレイルの状態の患者もまれではなく，非侵襲的で簡便で繰り返し検査可能な検査法である体外式超音波検査による病態機能評価に基づいた慢性便秘診療が期待される．

■ 文献 ■

1) Camilleri M. New treatment options for chronic constipation: mechanisms, efficacy and safety. Can J Gastroenterol 2011; **25** (Suppl B): 29B-35B
2) Wald A. Constipation: advances in diagnosis and treatment. JAMA 2016; **315**: 185-191
3) Camilleri M, Ford AC, Mawe GM, et al. Chronic constipation. Nat Rev Dis Primers 2017; **3**: 17095
4) Manabe N, Kamada T, Hata J, et al. New ultrasonographic evaluation of stool and/or gas distribution for treatment of chronic constipation. Int J Colorectal Dis 2018; **33**: 345-348 （横断）

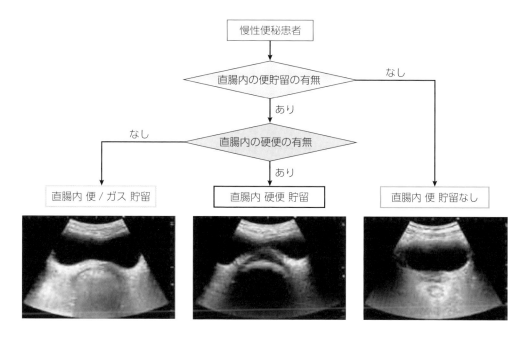

図1　直腸のエコー観察フローチャート

5)　Manabe N, Kamada T, Kusunoki H, et al. Usefulness of ultrasonographic evaluation of stool and/or gas distribution for the treatment strategy of chronic constipation. JGH Open 2019; **3**: 310-315（コホート）
6)　Matsumoto M, Misawa N, Tsuda M, et al. Expert consensus document: diagnosis for chronic constipation with faecal retention in the rectum using ultrasonography. Diagnostics (Basel) 2022; **12**: 300

第4章　診断検査

慢性便秘症の病態機能評価において，放射線不透過マーカー法は有用か？

解説

　大腸通過時間検査法として臨床的意義が確立し，世界的に最も普及しているのは放射線不透過マーカー法であり[1]，マーカー法の代表は SITZMARKS®である．マーカー法は検査に 5〜7 日を要す．マーカーは経口摂取してから肛門より排出されるまでの時間を評価しているため，厳密には全消化管通過時間検査である．マーカー法が大腸通過時間検査として利用できるのは，上部消化管に有意な機能異常が存在しないことが前提である．

　マーカー法は，1969 年に Hinton らによって消化管通過時間を測定するための new method として報告された[2]．健常人を対象として検証が行われ基準値も確立している[3]．この基準値に則り SITZMARKS®の使用説明書には「マーカー内服後 5 日目に，80% 以上のマーカーが排出されているのが正常である」と記載されている．日本人を対象とした研究においても，放射線不透過マーカー法の安全性・忍容性・有効性が示されている[4]．

　また，臨床的意義は確立されていないが[5~7]，異なる日に形状の違うマーカーを内服し，大腸を右結腸，左結腸，S状結腸・直腸に分けて，各部位でのマーカーの残存状況によって，全大腸停滞型，右結腸停滞型，左結腸停滞型，便排出障害に分類する方法も提唱されており，病態の評価に参考になる．

　ただし，マーカー法に使用される SITZMARKS®は，2022 年 8 月の時点において，本邦で薬事承認および保険収載はされていないため，臨床研究の枠内または未承認医療機器評価委員会などによる審査・承認を得ないと使用できない．

文献

1) Bharucha AE, Metcale AM, Phillips SF, et al. Simplified assessment of segmental colonic transit. Gastroenterology 1987; **92**: 40-47（ケースシリーズ）
2) Hinton JM, Lennard-Jones JE, Young AC. A new method for studying gut transit times using radiopaque markers. Gut 1969; **10**: 842-847（コホート）
3) Evans RC, Kamm MA, Hinton JM, et al. The normal range and a simple diagram for recording whole gut transit time. Int Colorectal Dis 1992; **7**: 15-17（コホート）
4) Abe T, Kunimoto M, Hachiro Y, et al. Rectosigmoid localization of radiopaque markers for identifying defecation disorders in patients with chronic constipation: a retrospective cohort study. J Neurogastroenterol Motil 2020; **73**: 237-243（コホート）
5) 岡崎啓介．放射線不透過マーカーを用いた大腸通過障害の測定―便秘の質的診断のために．日本大腸肛門病会誌 2010; **63**: 339-345（ケースコントロール）
6) Arhan P, Devroede G, Jehannin E, et al. Segmental colonic transit time. Dis Colon Rectum 1981; **24**: 625-629（コホート）

7）　Chaussade S, Khyari A, Roche H, et al. Determination of total and segmental colonic transit time in consti-pated patients results in 91 patients with a new simplified method. Dig Dis Sci 1989; **34**: 1168-1172 （コホート）

慢性便秘症の病態機能評価において，MRI/CT は有用か？

推奨

● 慢性便秘症の病態機能評価に MRI/CT を使用した報告は少ないが，臨床現場では便秘と関連する腸管の解剖学的特徴および結腸・直腸肛門運動機能の評価目的で施行されている．慢性便秘症の病態機能評価に有用であり，行うことを提案する．

【推奨の強さ：弱（合意率 95%），エビデンスレベル：B 】

解説

　臨床現場における慢性便秘症の診断には，患者の訴え，直腸指診を含む身体診察，警告症状の聴取，薬剤性便秘などの除外を行ったあと，大腸内視鏡検査および MRI/CT の画像診断が考慮されている[1,2]．腹部 CT 検査によって，器質的変化の進行度の指標となる腸管拡張範囲と程度が評価できると報告されるため[3]，一次性慢性便秘症のなかで非狭窄性器質性便秘症の診断における腹部 CT の有用性が示唆される．Inoh らは MRI を用いて，下行結腸径の増大と残便感，S 状結腸径の増大と下痢，直腸径の増大と便秘に関連性があることを報告した．さらに上行結腸径と S 状結腸径の合計とその比率はそれぞれ悪心および下痢と正の相関，S 状結腸径は悪心および下痢と正の相関，すべてのセグメント径の合計は悪心と便秘と正の相関があることを見出した．結論として，結腸 MRI 直径は胃腸症状と相関することを示し，MRI が慢性便秘症の適切な治療を決定するための結腸運動の病態評価に有用であることを報告した[4]．Mizukami らは IBS 患者と健常人に対して大腸 CT を行い IBS 患者に有意に S 状結腸形態異常が多いことを報告し，大腸 CT で結腸の形態異常の評価をすることができることを示した[5]．Major らは，MRI を用いた大腸内容物の評価にて，慢性便秘症患者群は対称群と比較して，オオバコ刺激前のみならず刺激後も有意な差異を認め，慢性便秘症の治療評価にも有用である可能性を示した[6]．Khalaf らは cine-MRI を用いて，絶食および摂食状態における小腸運動評価[7]および全結腸通過時間[8]につきその有用性を報告しており，今後結腸運動評価への発展が期待される．ただし，CT は放射線被曝が避けられないことは留意が必要である．

　一方，Kanmaniraja らは近年の MRI 排便造影検査についてのレビューを行い骨盤底の解剖学的異常および直腸瘤，直腸腸重積症，萎縮性外肛門括約筋，および骨盤機能不全につき詳細に解説しこれらの障害は多くが複雑な障害で MRI 排便造影検査を行うことにより同時に解剖学的異常と運動機能障害の動的所見が得られ診断に有用であるとしている[9]．MRI 排便造影検査は，標準化された検査法と評価基準に基づいて真の異常を定義するための最適なカットオフ（解剖学的特徴と便排出障害の両方の観点から）を決定したあとの再評価が必要とされる．今後，よりデジタル画像を用いた腸運動障害および便排出障害の病態解明は進むと考えられる．将来の研究課題として MRI，CT のデジタルデータを国際間，施設間で共有できるように，言語，技術および評価方法の標準化促進による客観性があるデータの蓄積が望まれる．

文献

1) Haaga JR, Boll D. CT and MRI of the Whole Body, 6th Ed, Elsevier, 2016
2) Spiller RC, Thompson WG. Bowel disorders. Am J Gastroenterol 2010; **105**: 775-785
3) Kawahara H, Omura N, Akiba T. The usefulness of preoperative evaluation for intractable slow transit constipation by computed tomography. J Anus Rectum Colon 2018; **62**: 277-280（横断）
4) Inoh Y, Kanoshima K, Ohkuma K, et al. Assessment of colonic contents in patients with chronic constipation using MRI. J Clin Biochem Nutr 2018; **62**: 277-280（横断）
5) Mizukami T, Sugimoto S, Masaoka T, et al. Colonic dysmotility and morphological abnormality frequently detected in Japanese patients with irritable bowel syndrome. Intest Res 2017; **15**: 236-243（非ランダム）
6) Major G, Murray K, Singh G, et al. Demonstration of differences in colonic volumes, transit, chyme consistency, and response to psyllium between healthy and constipated subjects using magnetic resonance imaging. Neurogastroenterol Motil 2019; **31**: e13466（非ランダム）
7) Khalaf A, Nowak A, Menys A, et al. Cine MRI assessment of motility in the unprepared small bowel in the fasting and fed state: beyond the breath-hold. Neurogastroenterol Motil 2019; **31**: e13466（非ランダム）
8) Khalaf A, Hoad CL, Menys A, et al. MRI assessment of the postprandial gastrointestinal motility and peptide response in healthy humans. Neurogastroenterol Motil 2018; 30. doi: 10.1111/nmo.13182（非ランダム）
9) Kanmaniraja D, Arif-Tiwari H, Palmer SL, et al. MR defecography review. Abdom Radiol (NY) 2021; **46**: 1334-1350

慢性便秘症の病態機能評価において，排便造影検査は有用か？

回　答

● 慢性便秘症の病態機能評価において排便造影検査は有用であるが，他の機能検査とともに行うことが望ましい．

解説

　慢性便秘症の病態機能評価における排便造影検査は一般的にX線排便造影検査を指す．X線排便造影検査は，疑似便を用いて直腸肛門の動きをX線透視下で動画撮影し，解析を行う検査である．直腸瘤，直腸脱，直腸重積などの解剖学的異常，そして排便時の直腸肛門角の変化，骨盤底の低下や会陰下垂，協調運動障害などの排便時の動的変化に関する情報を得ることができる．膣，膀胱，小腸をいっしょに造影することにより，子宮・膣脱，膀胱脱，小腸瘤も観察することができる．Rome IV基準で定義される機能性便排出障害の診断基準のなかにある検査所見のひとつにもなっている（BQ 4-5参照）[1~5]．

　疑似便を直腸内に注入し，放射線を透過する特殊な便器に座ってもらい，安静時，肛門収縮時，いきみ時と疑似便排出時，そして排出完了後安静時のそれぞれの場面を側面から連続撮影する．なお，前処置は不要とする施設もあれば必要とする施設もある[6,7]．疑似便として，欧米では製品化されたバリウムペーストやバリウムにポテトスターチを混ぜた粘性造影剤が使用されている．本邦には製品化されたものはなく，バリウムに小麦粉やマッシュポテト粉を混ぜた粘性造影剤が使用されている．味村らは小麦粉200g＋バリウム100mL＋水100mLで作成したもの，高橋らは粉末98.5%バリウム35gとマッシュポテト1合（180mL）に微温湯145mLで作成したもの，鳥越らは130%バリウム200mLに小麦粉70gで作成したものを疑似便として使用している[8~10]．

　評価項目を以下に示す[6,7,11~15]．

・直腸肛門角：恥骨直腸筋の収縮や弛緩によって変化する．いきみ時に角度が増大する．恥骨直腸筋に接する遠位直腸後壁の接線と肛門管中心に引かれた直線が交わる角度を直腸肛門角と定義した場合，安静時の正常値は65°から100°である．なお，直腸長軸の中央に引かれた直線と肛門管中心に引かれた直線が交わる角度を直腸肛門角とする場合もあり，この場合角度はより大きくなる．

・骨盤底協調運動障害：排出遅延（＞30秒）やいきみ時の肛門管の狭小化を認める．いきみ時に恥骨直腸筋が弛緩せずに収縮，すなわち奇異性収縮，をした結果生じる．

・直腸重積や直腸脱

・直腸瘤：肛門管中心を長軸方向に上方に伸ばした線から垂直に直腸瘤の最深部までの距離でその大きさを測る．2cm以上ある場合直腸瘤と診断する．前壁の仮想ラインから直腸瘤の最深部までの距離を測定する場合もある．

・会陰下垂症候群：会陰下垂症候群とは肛門挙筋を支配する仙骨神経（陰部神経）支配領域の筋力低下により，会陰が下降する疾患である．排便困難や残便感を伴う．安静時と比較していきみ時に恥骨尾骨線から直腸肛門接合部（遠位直腸が細くなり肛門管に移行する部）が

安静時より3cm以上低下する場合を有意とするが，恥骨尾骨線を尾骨のどこで引くかで（尾骨下端の関節が推奨されているが，尾骨下端や仙骨との境界で引くという報告もある）基準値が変わる．安静時に直腸肛門角が130°以上，いきみ時に155°以上になるなどの所見もみられる．

　排便造影検査は直腸瘤の存在だけでなく，客観的な大きさの測定もでき，手術適応の決定にも用いられる．直腸重積は排便造影検査を行わないと診断できないことがある．その他，直腸脱や会陰下垂症候群の診断にも大変有用であり，機能性便排出障害の原因のひとつである恥骨直腸筋の協調運動も評価することができる有用な検査である[16]．しかし，施設間で使用する擬似便を含めた手技手法の統一されていない，検査医によって判断が異なる，被験者にとって恥ずかしさを感じる検査である，放射線被曝という侵襲を伴う検査でもある，健常人の約3分の2が排便造影検査で異常な所見を示す[17]．さらには排便造影検査の所見の程度と排便に関する症状とは相関しないという報告もあり[18,19]，問題点がある検査でもある．したがって，慢性便秘症診療において排便造影検査は，直腸肛門内圧検査やバルーン排出検査の補助検査と位置づけられ[20]，一般的に，直腸肛門内圧検査結果と臨床所見やバルーン排出検査などの他の検査結果とが一致していない場合や強く直腸瘤を疑う場合に行われている[4,21]．本邦では直腸肛門疾患の専門施設で行われることが多い．

　放射線被曝のない非侵襲検査として magnetic resonance（MR）排便造影検査がある．直腸に擬似便を注入し，排便造影検査と同様に撮像される[22]．擬似便としては，ポテトスターチに水と磁気特性を持つ造影剤を混ぜたものや[22]，超音波ゼリーが使われる[23,24]．骨盤底や骨盤内臓器の解剖学的異常や直腸肛門だけでなく，子宮や膀胱などの骨盤内臓器の動的変化を評価することができる．そして筋肉や筋膜などの支持組織の評価も可能である．骨盤底の動きを評価するために必要な，目印となる骨盤の骨と筋肉を同時に視覚化することができるため，より再現性の高い評価をすることができる．しかし，開放型MRI機器を使用した場合，坐位での検査も可能であるが[6,25]，一般的に普及している閉鎖型MRI機器の場合，仰臥位での検査となるため擬似便の排泄が非生理的な姿勢で行われる．そして，MRIは高価な機器であり，大規模な設備を必要とするなどの短所があるため，X線排便造影検査ほど普及していない[7]．

文献

1）Mahieu P, Pringot J, Bodart P. Defecography: I. Description of a new procedure and results in normal patients. Gastrointest Radiol 1984; **9**: 247-251（ケースシリーズ）

2）Ekberg O, Nylander G, Fork FT. Defecography. Radiology 1985; **155**: 45-48（ケースシリーズ）

3）Rao SS, Rattanakovit K, Patcharatrakul T. Diagnosis and management of chronic constipation in adults. Nat Rev Gastroenterol Hepatol 2016; **13**: 295-305

4）Bharucha AE, Wald A. Chronic constipation. Mayo Clin Proc 2019; **94**: 2340-2357

5）Rao SS, Bharucha AE, Chiarioni G, et al. Anorectal disorders. Gastroenterology 2016; **150**: 1430-1442（ガイドライン）

6）Iacobellis F, Reginelli A, Berritto D, et al. Pelvic floor dysfunctions: how to image patients? Jpn J Radiol 2020; **38**: 47-63

7）Crosby EC, Husk KE. Defecatory dysfunction. Obstet Gynecol Clin North Am 2021; **48**: 653-663

8）味村俊樹．便排出障害（直腸肛門機能障害）．診断と治療 2013; **101**: 285-290

9）髙橋知子，田嶋太一，角田明良，草薙　洋．肛門疾患に対する検査法．外科 2018; **80**; 1301-1306

10）鳥越義房，後藤友彦，髙月　誠，ほか．Rectocele に対する Defecography による診断の意義．日本大腸肛門病会誌 2000; **53**: 973-978（ケースコントロール）

11）Karasick S, Karasick D, Karasick SR. Functional disorders of the anus and rectum: findings on defecography. AJR Am J Roentgenol 1993; **160**: 777-782

第4章　診断検査

12) Choi JS, Wexner SD, Nam YS, et al. Intraobserver and interobserver measurements of the anorectal angle and perineal descent in defecography. Dis Colon Rectum 2000; **43**: 1121-1126（コホート）

13) Shorvon PJ, McHugh S, Diamant NE, et al. Defecography in normal volunteers: results and implications. Gut 1989; **30**: 1737-1749（ケースシリーズ）

14) 味村俊樹. 直腸瘤の診断と治療. 臨床外科 2008; **63**: 339-349

15) El Sayed RF, Alt CD, Maccioni F, et al. Magnetic resonance imaging of pelvic floor dysfunction: joint recommendations of the ESUR and ESGAR Pelvic Floor Working Group. Eur Radiol 2008; **63**: 339-349

16) 黒水丈次, 松島　誠. 治療に難渋する便秘（症候性便秘, 難治性便秘）の考え方. 日本医事新報 2018; **4919**: 46-51

17) Freimanis MG, Wald A, Caruana B, et al. Evacuation proctography in normal volunteers. Invest radiol 1991; **26**: 581-585（ケースシリーズ）

18) Weber AM, Walters MD, Ballard LA, et al. Posterior vaginal prolapse and bowel function. Am J Obstet Gynecol 1998; **179**: 1446-1449（ケースシリーズ）

19) Carter D, Gabel MB. Rectocele--does the size matter? Int J Colorectal Dis 2012; **27**: 975-980（コホート）

20) Videlock EJ, Lembo A, Cremonini F. Diagnostic testing for dyssynergic defecation in chronic constipation: meta-analysis. Neurogastroenterol Motil 2013; **25**: 509-520（メタ）

21) Bharucha AE. Update of tests of colon and rectal structure and function. J Clin Gastroenterol 2006; **40**: 96-103

22) Reiner CS, Tutuian R, Solopova AE, et al. MR defecography in patients with dyssynergic defecation: spectrum of imaging findings and diagnostic value. Br J Radiol 2011; **84**: 136-144（ケースコントロール）

23) Zbar AP, Lienemann A, Fritsch H, et al. Rectocele: pathogenesis and surgical management. Int J Colorectal Dis 2003; **18**: 369-384

24) Tirumanisetty P, Prichard D, Fletcher JG, et al. Normal values for assessment of anal sphincter morphology, anorectal motion, and pelvic organ prolapse with MRI in healthy women. Neurogastroenterol Motil 2018; **30**: e13314（ケースシリーズ）

25) Dvorkin LS, Hetzer F, Scott SM, et al. Open-magnet MR defaecography compared with evacuation proctography in the diagnosis and management of patients with rectal intussusception. Colorectal Dis 2004; **6**: 45-53（非ランダム）

慢性便秘症の病態機能評価において，直腸肛門内圧検査（バルーン排出検査を含める）は有用か？

回 答

● 慢性便秘症の病態機能評価において，直腸肛門内圧検査（バルーン排出検査を含める）は有用である．

▌解説

慢性便秘症の病態機能評価として以下の直腸肛門内圧検査とバルーン排出検査が施行されている．

1. 直腸肛門内圧検査

直腸肛門内圧検査は，肛門括約筋機能や排便能力の評価に有用である．また，直腸内に留置したバルーンを用いることで，直腸肛門反射，直腸の感覚および便貯留能なども評価できる．標準的な測定では，直腸肛門部に挿入したカテーテルにより直腸から肛門縁までの安静時静止圧と随意収縮圧，いきみ圧を測定したのち，直腸内に留置したバルーンを用いて直腸肛門抑制反射，直腸感覚検査を行う[1]．便排出障害では安静時静止圧が正常域より高いことが多く，しばしば直腸感覚が低下して最大耐容量が増加している[1~3]．慢性便秘症の病態機能評価に有用であるが，その検査値の評価方法に関しては統一されておらず，直腸肛門内圧検査単独による診断能には限界があることを認識し，適宜，排便造影検査などの他検査を併用し診断する必要がある[1,4]．また，患者の症状が内圧所見と合致しないこともあるため，定量的な数値や結果にとらわれることなく，個々の症例に対して総合的にアセスメントをしていくことが重要である．

挿入するカテーテルのタイプにより，蒸留水を還流させて水圧を測定する water-perfusion 法，micro-balloon 法，カテーテルに端子を埋め込んで測定する microchip-transducer 法がある．また，カテーテルの測定センサーには，引き抜きながら肛門管全域を測定する1チャネルセンサーと，留置したまま肛門管全域を測定するマルチチャネル（8~256チャネル）センサーがある．1チャネルセンサーまたは同円周上にセンサーがついているカテーテルの場合は，直腸から引き抜きながら各部位の圧を測定する．引き抜き方法には，5~10mm ごとに段階的に引き抜いて各部位の圧を測定する station pull-through 法と，自動引き抜き装置を使い一定の速さで持続的に引き抜きながら測定する rapid pull-through 法がある．前者は断続的に直腸肛門内圧が記録されるが，後者は連続的に直腸肛門内圧を描出することができる．マルチチャネルの場合にはカテーテルを移動させる必要はなく，挿入後モニターをみながら直腸肛門内圧を検出することができる．

近年，3D画像構築できる機器や高解像度内圧を測定できる機器が開発されているが，機器，測定法，検査者の手技により得られる結果の再現性は必ずしも高くないのが現状であり[5~7]，その有用性は現時点ではまだ確立されていない[6,8]．3D vector manometry は，直腸肛門の放射方向内圧を同時に計測できる．放射方向内圧測定と pull-through 法と組み合わせることで直腸肛門内圧の分布を計測することができるため，内圧の分布や不均衡を評価できる．pull-through 法

を必要としない 256 個のセンサーを持つ vector manometry も開発されており，今後，検査者の手技に依存しないアーチファクトのより少ない直腸肛門内圧の解析が期待される．

被検者は検査前に排便を済ませておく程度とし，検査直前に下剤や浣腸による前処置を原則行わない．しかし，便の貯留が認められる場合は，検査 30 分前までに排便が終了するように浣腸を行う．被検者を左側臥位にし，大腿を 90° 屈曲させたのち，カテーテルを直腸内に挿入し測定する．カテーテル挿入後，波形が安定したのを確認し，1 分間測定して最大静止圧（maximum resting pressure：MRP）を計測する．次に，肛門を意識的に 10 秒間収縮させたときの圧を測定し最大随意収縮圧（maximum squeezing pressure：MSP）とする．排便動作時のいきみにおける直腸肛門内圧の変動，咳をした際の圧（cough reflex）を計測する．肛門管静止圧の 75〜85％ が内肛門括約筋に，15〜25％ が外肛門括約筋に依存するとされるため[9]，肛門管静止圧は主として内肛門括約筋の機能を反映している．また，機能的肛門管長［機能的肛門管長は，肛門管静止圧が直腸内圧よりも 5 mmHg 以上の範囲と定義され，外科的肛門管（肛門縁から恥骨直腸筋付着部上縁まで）とほぼ一致する[10〜14]］も内肛門括約筋の機能の指標となる．肛門管最大随意収縮圧および咳反射は，外肛門括約筋の機能を反映している．

2. バルーン排出検査

バルーン排出検査は，水を充満させたバルーンを直腸内に留置して，被検者の直腸肛門の便排出機能を評価できる有用な検査方法である[1,2,15]．骨盤底筋協調運動障害などの機能性便排出障害を他覚的に診断できる簡便な検査であるが，検査方法や評価方法が標準化されていない[1]．バルーン排出検査では，肛門アカラシアに代表される非狭窄性器質性便秘症（直腸・肛門型）による便排出障害の病態診断はできず，直腸肛門内圧検査や排便造影検査などの補助診断として位置づけされる[1,2,16]．骨盤底筋協調運動障害のある被検者では，バルーン排出までにより時間がかかり，より外圧を必要とする．バルーン内の水量を一定にして行う方法と便意発現までバルーン内に水を注入する方法（平均水注入量 183 mL）があり，1〜5 分でバルーンを排出させる[17,18]．また，便意発現までバルーン内に水を注入する方法では，バルーン内水量を変化させることで便排出障害に関連する直腸感覚の低下を捕捉するため，自発的なバルーン排出が可能となる[19]．しかし，バルーン内水量を固定した方法と水量を変化させる方法とを比較した研究はない．通常は坐位で行うが，簡易的に左側臥位で行うこともある．なお，1 分以内に排出できなければ機能性便排出障害と診断する[16]．自発的にバルーン排出ができない場合は，外力によってバルーンを牽引し，その力量も測定する[15,20]．女性 220 例（健常人 62 例，便秘患者 158 例）に対して，坐位と左側臥位でバルーン排出検査を行ったところ，173 例（79％）で坐位と左側臥位との結果が一致していた[15]．直腸肛門内圧検査および排便造影検査で骨盤底筋協調運動障害を認めなかった 106 例の慢性便秘症患者と骨盤底筋協調運動障害を認めた 24 例の便排出障害患者でバルーン排出検査を行ったところ，骨盤底筋協調運動障害の診断精度は感度 87.5％，特異度 89％，陽性的中率 64％，陰性的中率 97％であった[16]．

Rome Ⅳ 基準では，複数の anorectal tests で協調障害や排出障害が確認された場合に F3 と診断され，被検者が排便動作をした際に肛門内圧が静止圧の 20％ 以上低下しない場合は F3b. Dyssynergic defecation（骨盤底筋協調運動障害）に分類される[21]（表 1）．Grossi ら[3]は，排便障害症状を有しない健常女性 85 例に対し直腸肛門内圧検査を施行したところ，Rome Ⅳ 基準で 74 例（87％）が機能性便排出障害と診断されたことから，直腸肛門内圧検査は，偽陽性率が高く機能性便排出障害の診断法として有用性が低いと報告している．しかしながら，直腸肛門内圧

検査以外に直腸肛門内圧を定量化できる検査は存在しないため，今後，検査方法や検査機器の改良によって直腸肛門内圧検査による骨盤底筋協調運動障害の診断精度の向上に期待がかかる．一方，Inadequate defecatory propulsion（便排出力低下）を評価するためには有用であり，直腸肛門内圧検査において怒責動作時の直腸内圧が安静時と比較し上昇が 45 mmHg 未満の場合は便排出力低下と診断される[21]．便排出障害では，安静時静止圧が正常域よりも高いこと，直腸感覚が低下し最大耐容量が増加していることが多い[2,3]．

　直腸肛門内圧検査を行ったのち，直腸肛門反射，直腸の感覚および便貯留能などを評価するため，直腸内に留置したバルーンを用いて直腸肛門抑制反射，直腸感覚検査を行うことが一般的である[1]．そのため，本項では，直腸肛門抑制反射，直腸感覚検査についても述べる．

　直腸肛門抑制反射（rectoanal inhibitory reflex）とは，30〜100 mL の空気または水をバルーン内に瞬時注入したときに起きる肛門管の弛緩反射である．カテーテルの先端に装着したバルーンを肛門縁から 10 cm 口側の直腸内に留置し，バルーンのなかに空気または水を急速注入して肛門管静止圧を測定する．正常反射では，直腸の拡張直後に肛門管静止圧が低下する．直腸肛門抑制反射はヒルシュスプルング病の診断に有用であり，神経系障害と相関する．

　直腸感覚検査は，肛門縁から 10 cm 口側の直腸内に留置したバルーンに徐々に空気を注入して行い，注入した空気量と直腸内圧を計測する．はじめにごく軽度の便意を感じたときの注入量を便意発現最少量（first sensation），しっかりと便意をもよおしたときの注入量を便意発現量（desire to defecate），さらに注入を続け我慢できなくなったときの注入量を最大耐容量（maximum tolerable volume）とする．便意発現最少量および便意発現量は直腸感覚能と相関し，最大耐容量は便貯留能と相関する．

文献

1) Bove A, Pucciani F, Bellini M, et al. Consensus statement AIGO/SICCR: diagnosis and treatment of chronic constipation and obstructed defecation (part I: diagnosis). World J Gastroenterol 2012; **18**: 1555-1564（ガイドライン）

2) Bharucha AE, Pemberton JH, Locke GR 3rd. American Gastroenterological Association technical review on constipation. Gastroenterology 2013; **144**: 218-238（ガイドライン）

3) Grossi U, Carrington EV, Bharucha AE, et al. Diagnostic accuracy study of anorectal manometry for diagnosis of dyssynergic defecation. Gut 2016; **65**: 447-455（ケースコントロール）

4) Rao SS. Constipation: evaluation and treatment of colonic and anorectal motility disorders. Gastrointest Endosc Clin N Am 2009; **19**: 117-139, vii（ガイドライン）

5) Rao SS, Azpiroz F, Diamant N, et al. A. Minimum standards of anorectal manometry. Neurogastroenterol Motil 2002; **14**: 553-559

6) Jones MP, Post J, Crowell MD. High-resolution manometry in the evaluation of anorectal disorders: a simultaneous comparison with water-perfused manometry. Am J Gastroenterol 2007; **102**: 850-855（ケースシリーズ）

7) Schizas AM, Emmanuel AV, Williams AB. Anal canal vector volume manometry. Dis Colon Rectum 2011; **54**: 759-768

8) Ratuapli SK, Bharucha AE, Noelting J, et al. Phenotypic identification and classification of functional defecatory disorders using high-resolution anorectal manometry. Gastroenterology 2013; **144**: 314-322 e2（ケースシリーズ）

9) Diamant NE, Kamm MA, Wald A, et al. AGA technical review on anorectal testing techniques. Gastroenterology 1999; **116**: 735-760（ガイドライン）

10) Loening-Baucke V, Anuras S. Anorectal manometry in healthy elderly subjects. J Am Geriatr Soc 1984; **32**: 636-639（ケースコントロール）

11) Rasmussen OO, Sorensen M, Tetzschner T, et al. Dynamic anal manometry: physiological variations and pathophysiological findings in fecal incontinence. Gastroenterology 1992; **103**: 103-113（ケースコントロール）

表1　機能性便排出障害の診断基準（Rome IV基準）

以下の両条件を満たす：
1. 機能性便秘または便秘型過敏性腸症候群の診断基準を満たす
2. 検査所見として，以下の3検査のうち2検査以上において便排出障害の所見を呈する
   a. バルーン排出検査での異常所見
   b. 直腸肛門内圧検査や肛門表面筋電計における便排出障害の所見
   c. 排便造影検査などの画像検査における便排出障害の所見

＊ 6ヵ月以上前から症状があり，最近3ヵ月間は上記の基準を満たしていること

F3a．Inadequate defecatory propulsion（便排出力低下）の診断基準
　排便動作時に，骨盤底筋協調運動障害の有無に関係なく，便排出力が不十分（怒責時の直腸内圧の上昇が45mmHg未満）である

F3b．Dyssynergic defecation（骨盤底筋協調運動障害）の診断基準
　排便動作時の怒責力は十分であるが，骨盤底筋群の不適切な収縮または不十分な弛緩（肛門管静止圧の低下が20%未満）を認める

（Rao SS, et al. Gastroenterology 2016; 150: 1430-1442 [21] より翻訳作成）

12) Pedersen IK, Christiansen J. A study of the physiological variation in anal manometry. Br J Surg 1989; **76**: 69-70（ケースシリーズ）

13) Taylor BM, Beart RW, Jr., Phillips SF. Longitudinal and radial variations of pressure in the human anal sphincter. Gastroenterology 1984; **86**: 693-697（ケースシリーズ）

14) McHugh SM, Diamant NE. Anal canal pressure profile: a reappraisal as determined by rapid pullthrough technique. Gut 1987; **28**: 1234-1241（ケースシリーズ）

15) Ratuapli S, Bharucha AE, Harvey D, et al. Comparison of rectal balloon expulsion test in seated and left lateral positions. Neurogastroenterol Motil 2013; **25**: e813-e820（ケースコントロール）

16) Minguez M, Herreros B, Sanchiz V, et al. Predictive value of the balloon expulsion test for excluding the diagnosis of pelvic floor dyssynergia in constipation. Gastroenterology 2004; **126**: 57-62（ケースコントロール）

17) Rao SS, Hatfield R, Soffer E, et al. Manometric tests of anorectal function in healthy adults. Am J Gastroenterol 1999; **94**: 773-783（ケースシリーズ）

18) Noelting J, Ratuapli SK, Bharucha AE, et al. Normal values for high-resolution anorectal manometry in healthy women: effects of age and significance of rectoanal gradient. Am J Gastroenterol 2012; **107**: 1530-1536（ケースシリーズ）

19) Gladman MA, Lunniss PJ, Scott SM, et al. Rectal hyposensitivity. Am J Gastroenterol 2006; **101**: 1140-1151（ガイドライン）

20) Pezim ME, Pemberton JH, Levin KE, et al. Parameters of anorectal and colonic motility in health and in severe constipation. Dis Colon Rectum 1993; **36**: 484-491（ケースコントロール）

21) Rao SS, Bharucha AE, Chiarioni G, et al. Anorectal disorders. Gastroenterology 2016; **150**: 1430-1442（ガイドライン）

第5章
内科的治療

BQ 5-1

慢性便秘症治療の目的（目標）は何か？

回 答

● 慢性便秘症治療の目的（目標）は，完全自発排便の状態へ導き，その状態を維持することと QOL の改善にある．

解説

　慢性便秘症は，「本来排泄すべき糞便が大腸内に滞ることによる兎糞状便・硬便，排便回数の減少や，糞便を快適に排泄できないことによる過度な怒責，残便感，直腸肛門の閉塞感，排便困難感を認める状態」が慢性的に続くことによって，日常生活に様々な支障をきたしたり，身体にも様々な支障をきたしうる病態であり，単に排便中核症状（便形状，排便回数）だけでなく，排便周辺症状（怒責，残便感，直腸肛門の閉塞感・困難感，用手的介助）も考慮される[1,2]．慢性的な便秘症状は身体的・精神的な健康関連 quality of life（QOL）を有意に低下させるだけでなく，労働生産性をも低下させることが報告されている[3]．したがって，慢性便秘症治療の目的（目標）は，適切な便性状で残便感などの排便周辺症状のない排便（＝完全自発排便）の状態へ導き，その状態を維持することと QOL の改善にあると考えられる．

　一方，近年，心血管系イベントによる死亡との関連性[4]や慢性腎臓病の累積発症率との関連性[5]など，慢性便秘症が他疾患に影響を及ぼすことを示唆する報告が認められる．さらに，米国の一般住民に対して質問票を用いた調査によると，慢性便秘症は有意に生命予後と関連することが認められている［HR＝1.23（95％CI 1.07〜1.42）][6]．慢性便秘症治療が長期的に患者の生命予後を改善するかについては，今後の検討が必要であるが，上記の事項はそれぞれ現時点における慢性便秘症の治療意義につながるものと考えられる．

文献

1) Lacy BE, Mearin F, Chang L, et al. Bowel disorders. Gastroenterology 2016; **150**: 1393-1407（Rome Ⅳ）（ガイドライン）
2) 日本消化器病学会関連研究会 慢性便秘の診断・治療研究会（編）．慢性便秘症診療ガイドライン 2017，南江堂，2017（ガイドライン）
3) 木下芳一，東海林真吾，林　俊宏，ほか．慢性便秘が日本人の健康関連 quality of life および労働生産性に与える影響の検討．日本消化器病学会雑誌 2020; **117**: 504-513（ケースコントロール）
4) Honkura K, Tomata Y, Sugiyama K, et al. Defecation frequency and cardiovascular disease mortality in Japan: The Ohsaki cohort study. Atherosclerosis 2016; **246**: 251-256（コホート）
5) Sumida K, Molnar MZ, Potukuchi PK, et al. Constipation and incident CKD. J Am Soc Nephrol 2017; **28**: 1248-1258（コホート）
6) Chang JY, Locke GR 3rd, McNally MA, et al. Impact of functional gastrointestinal disorders on survival in the community. Am J Gastroenterol 2010; **105**: 822-832（コホート）

慢性便秘症に生活習慣の改善や食事指導・食事療法は有効か？

回 答

● 慢性便秘症に生活習慣の改善や食事指導・食事療法は有効である．

解説

　慢性便秘症と食物繊維摂取量については必ずしも相関がみられず，食物繊維摂取が有効なのは摂取量が不足している場合のみであるとの報告がある[1]．発酵性で吸収されにくい短鎖炭水化物であるオリゴ糖，二糖類，単糖類，ポリオールの摂取を制限する方法は，慢性便秘症および便秘型過敏性腸症候群においてエビデンスが限られており，逆に短鎖炭水化物の摂取は発酵によるガス産生の増加につながり，慢性便秘症への効果はわずかであると報告されている[2]．しかしながら，発酵性食物繊維のうち，特に本邦において使用報告が多いグアーガム分解物（PHGG）[3〜6]は，慢性便秘症に対して排便回数を有意に増加させる[3,4,7,8]とともに，便秘薬の使用量を有意に減少させることが示されている[9]．食物繊維の発酵により産生される短鎖脂肪酸のひとつである酪酸は，腸管運動を亢進するセロトニンの産生を促すことが報告されている[10]．慢性便秘症患者に対して，キウイフルーツ，プルーン，サイリウム（オオバコ）をそれぞれ摂取した際の RCT では，どの食材でも同程度の自発排便率，排便回数の増加を認めており，キウイフルーツ，プルーン，サイリウムの慢性便秘症に対する有効性が示されている[11]．さらに，日本人の慢性便秘症患者に対して，プルーンとプラセボを摂取した際の RCT では，プルーン摂取群において便形状正常化割合の増加および Gastrointestinal Symptom Rating Scale における硬い便や便意に関する症状スコアの改善が示されている[12]．一方，健常人を対象としたキウイフルーツ摂取時の腸機能への影響を検討した報告では，MRI にて小腸，上行結腸の容積が増加し，有意な排便回数の増加と BSFS（Bristol Stool Form Scale）の改善を認めたことから，キウイフルーツ摂取が腸管内水分を増加させる可能性が示唆された[13]．日本人の慢性便秘症に対して，小麦よりも米や豆類由来の食物繊維が多く含まれる食事や[14,15]，ヨーグルトなどの乳酸菌食品が有効との報告もある[16,17]．

　慢性便秘症に対する運動療法の有効性について，特に有酸素運動で症状改善に効果があるとするメタアナリシスが報告されている[18]．しかし，対象文献には多くのバイアスが含まれているため，運動療法が慢性便秘症に及ぼす効果を評価するためにはより厳密な検討が必要と結論づけられている．身体活動性別にみた食物繊維摂取量と便秘改善効果について大規模データ解析がされている[19]．身体活動性の高い人は，食物繊維摂取量と便の硬さに関連を認めたが，活動性の低い人では食物繊維摂取量と便の硬さに関連性はなかった．身体活動性の低い人には，慢性便秘症に対する繊維摂取の効果が低い可能性を示唆している．若い女性を対象に，体幹ストレッチを行う群と行わない群に分けて検討した RCT では，ストレッチを行った群で腹筋力は増加したが便の大腸通過時間は変化を認めなかった[20]．一方，RCT にて 1 日 15 分，週 5 回の腹壁マッサージが慢性便秘症の症状改善に有効であることが報告された[21]．水分摂取量が慢性便秘症に与える影響については，十分量の食物繊維（25 g）を摂ったうえで，多くの水分摂取（平均 2.1 L）をする群と通常の水分摂取（平均 1.1 L）をする群との RCT において，多くの水分摂取をし

た群において有意に排便回数が増加することが示された[22]．一方で，慢性便秘症群とコントロール群において水分摂取量を比較した4つの報告ではいずれも両群間に差は認めておらず[14]，慢性便秘症に対する水分摂取の有効性は示されていない[23]．

　プレバイオティクスやプロバイオティクスを含む食事摂取，運動，多くの水分摂取などの生活習慣の改善は，エビデンスレベルが低いものもあるが，慢性便秘症の治療方法として有効性が示唆されている．

■文献

1) Song BK, Han D, Brellenthin AG, et al. Chronic constipation: an evidence-based review. J Am Board Fam Med 2011; **24**: 436-451

2) Staller, Kyle, Cash, Brooks. Myths and Misconceptions About Constipation: a new view for the 2020s. Am J Gastroenterol 2020; **115**: 1741-1745

3) Takahashi H, Wako N, Okubo T, et al. Influence of partially hydrolyzed guar gum on constipation in women. J Nutr Sci Vitaminol 1994; **40**: 251-259（横断）

4) Sakata Y, Shimbo S. How much does partially hydrolyzed guar gum affect the weight, moisture and hardness of feces? Nihon Koshu Eisei Zasshi 2006; **53**: 257-264（横断）

5) 小野里　渉，上木淳也，高橋裕子．精神科におけるグアーガム分解物の継続摂取が排便コントロールに及ぼす影響．Nutritional Needs in Psychiatry 2019; **14**: 51-55（横断）

6) 田中俊昭，野見山美香，牧　哲義．グアーガム分解物を配合した粥のヒト便通に及ぼす影響．健康・栄養食品研究 2000; **3**: 45-52（横断）

7) Polymeros D, Beintaris I, Gaglia A, et al. Partially hydrolyzed guar gum accelerates colonic transit time and improves symptoms in adults with chronic constipation. Dig Dis Sci 2014; **59**: 2207-2214（横断）

8) Inoue R, Sakaue Y, Kawada Y, et al. Dietary supplementation with partially hydrolyzed guar gum helps improve constipation and gut dysbiosis symptoms and behavioral irritability in children with autism spectrum disorder. J Clin Biochem Nutr 2019; **64**: 217-223（横断）

9) Chan TC, Yu VNW, Luk JKH, et al. Effectiveness of partially hydrolyzed guar gum in reducing constipation in long term care facility residents: a randomized single-blinded placebo-controlled trial. J Nutr Health Aging 2022; **26**: 247-251（ランダム）

10) Makizaki Y, Uemoto T, Yokota H, et al. Improvement of loperamide-induced slow transit constipation by Bifidobacterium bifidum G9-1 is mediated by the correction of butyrate production and neurotransmitter profile due to improvement in dysbiosis. PLoS One 2021; **16**: e0248584

11) Chey SW, Chey WD, Jackson K, et al. Exploratory comparative effectiveness trial of green kiwifruit, psyllium, or prunes in US patients with chronic constipation. Am J Gastroenterol 2021; **116**: 1304-1312（ランダム）

12) Koyama T, Nagata N, Nishiura K, et al. Prune juice containing sorbitol, pectin, and polyphenol ameliorates subjective complaints and hard feces while normalizing stool in chronic constipation: a randomized placebo-controlled trial. Am J Gastroenterol 2022; **117**: 1714-1717（ランダム）

13) Wilkinson-Smith V, Dellschaft N, Ansell J, et al. Mechanisms underlying effects of kiwifruit on intestinal function shown by MRI in healthy volunteers. Aliment Pharmacol Ther 2019; **49**: 759-768（ランダム）

14) Murakami K, Sasakii S, Okubo H, et al. Food intake and functional constipation: a cross-sectional study of 3,835 Japanese women aged 18-20 years J Nutr Sci Vitaminol (Tokyo) 2007; **53**: 30-36（横断）

15) 浅野恭代，片山満子，河野光登．おから由来の水溶性大豆多糖類の整腸効果に関する検討．応用薬理 2013; **85**: 7-13（ランダム）

16) 滝井　寛，西嶋智彦，高見和代，ほか．Bifidobacterium animalis subsp.lactis GCL2505を含有する発酵乳の摂取による便秘傾向を有する健常成人の排便回数．便性状，および糞便菌そうの改善．薬理と治療 2012; **40**: 657-665（ランダム）

17) 榎本稚子，矢澤和恵，竹内恭子，ほか．栄養・代謝 腹膜透析患者の便通に対する食物性乳酸菌の有用性に関する研究．腎と透析 2010; **69**: 520-524（ランダム）

18) Gao R, Tao Y, Zhou C, et al. Exercise therapy in patients with constipation: a systematic review and meta-analysis of randomized controlled trials Scand J Gastroenterol 2019; **54**: 169-177（メタ）

19) Yi Li, Wei-Dong Tong, Yang Qian. Effect of physical activity on the association between dietary fiber and constipation: Evidence from the national health and nutrition examination survey 2005-2010. J Neurogastroenterol Motil 2021; **27**: 97-107（ケースコントロール）

20）Song BK, Han D, Brellenthin AG, et al. Effects of core strengthening exercise on colon transit time in young adult women. J Exerc Sci Fit 2021; **19**: 158-165（ランダム）

21）Lämås K, Lindholm L, Stenlund H, et al. Effects of abdominal massage in management of constipation: a randomized controlled trial. J Nurs Stud 2009; **46**: 759-767（ランダム）

22）Anti M, Pingnataro G, Armuzzi A, et al. Water supplementation enhances the effect of high-fiber diet on stool frequency and laxative consumption in adult patients with functional constipation. Hepatogastroenterology 1998; **45**: 727-732（ランダム）

23）Müller-Lissner SA, Kamm MA, Scarpignato C, et al. Myths and misconceptions about chronic constipation. Am J Gastroenterol 2005; **100**: 232- 242

慢性便秘症にプロバイオティクスは有効か？

回答

● 慢性便秘症患者にある種のプロバイオティクスは排便回数の増加，腹部症状の
改善に有効である．

解説

　プロバイオティクスは「適正量を摂取することにより宿主の健康に有益な作用をもたらす生き
た微生物」と定義され，腸内細菌叢バランスを改善することなどにより生体に有益な作用をもた
らすことが期待される．慢性便秘症に対してプロバイオティクスを用いた臨床試験が国内外で実施
されており，その有益性が評価されている．*Lactobacillus casei Shirota* [1]，*Bifidobacteirum lactis* [2,3]，
Bifidobacterium animalis [4]，*Lactobacillus reuteri* [5] などを単種類，あるいは，複数種を混合したプ
ロバイオティクスが慢性便秘症患者に対して排便回数を有意に増加させることが示されている [6]．

　一方，*Bifidobacterium lactis* DN-173010 による試験では慢性便秘症患者に対する有効性が示さ
れなかったが，菌種の選択が影響している可能性がある [7]．また，慢性便秘症を対象とした RCT
を用いた複数のメタアナリシスにおいて，プロバイオティクスは安全に用いることができると
ともに，排便回数の増加，便秘症に伴う腹部症状の改善，腸管通過時間の短縮に貢献すること
が示されている [3,8~12]．

　本邦における慢性便秘症に対するプロバイオティクスのエビデンスは限られているが，*Lacto-
coccus lactis* [13]，*Lactobacillus plantarum* [14] による排便回数の増加が報告されている．また，高齢者
の慢性便秘症患者に対してプロバイオティクスの有効性を検証した RCT では，投与前後の比較
で *Bifidobacterium longum* BB536 が有意に Constipation Scoring System Score および排便回数を
改善させることが示されている [15]．一方，健常人を対象とした検討においても，*Lactobacillus casei
Shirota* が便回数・便形状を改善することが報告されている [16]．単群の介入試験であるが慢性便
秘症に対するビフィズス菌 *Bifidobacterium bifidum* G9-1 の有効性が検証されており，便回数の増
加とともに便秘症状に関する QOL 指標の改善が示されている [17]．

　以上より，多くのプロバイオティクスは慢性便秘症患者に対して安全に用いることができ，
排便回数の増加，便秘症に関連する腹部症状および QOL 低下の改善をもたらすことが期待され
る．しかしながら，これらの臨床試験は試験期間が短期間のものが多く，本邦からの報告は限
られているのが現状である．また，数多く上市されているプロバイオティクスを個々の慢性便
秘症患者に対して適切に選択する指標はなく，プロバイオティクス内服に伴う腸内細菌叢や腸
管内代謝物などの腸内環境への影響について詳細な解析が必要である．今後も継続的に慢性便
秘症患者におけるプロバイオティクスに関するエビデンスの蓄積が必要である．

文献

1) Koebnick C, Wagner I, Leitzmann P, et al. Probiotic beverage containing Lactobacillus casei Shirota improves gastrointestinal symptoms in patients with chronic constipation. Can J Gastroenterol 2003; **17**: 655-659（ランダム）

2) Yang YX, He M, Hu G, et al. Effect of a fermented milk containing Bifidobacterium lactis DN-173010 on Chinese constipated women. World J Gastroenterol 2008; **14**: 6237-6243（ランダム）

3) Dimidi E, Christodoulides S, Fragkos KC, et al.The effect of probiotics on functional constipation in adults: a systematic review and meta-analysis of randomized controlled trials. Am J Clin Nutr 2014; **100**: 1075-1084（メタ）

4) Ibarra A, Latreille-Barbier M, Donazzolo Y, et al. Effects of 28-day Bifidobacterium animalis subsp. lactis HN019 supplementation on colonic transit time and gastrointestinal symptoms in adults with functional constipation: a double-blind, randomized, placebo-controlled, and dose-ranging trial. Gut Microbes 2018; **9**: 236-251（ランダム）

5) Ojetti V, Ianiro G, Tortora A, et al. The effect of Lactobacillus reuteri supplementation in adults with chronic functional constipation: a randomized, double-blind, placebo-controlled trial. J Gastrointestin Liver Dis 2014; **23**: 387-391（ランダム）

6) Ghafar MYA, Yaakup H, Ali RAR, et al. Evaluation of the efficacy of probiotics (MCP® BCMC® Strains) treating constipation in elderly patients with multiple chronic co-morbidities: a randomized control trial. J Nutr Health Aging 2020; **24**: 1066-1072（ランダム）

7) Dimidi E, Zdanaviciene A, Christodoulides S, et al. Randomised clinical trial: Bifidobacterium lactis NCC2818 probiotic vs placebo, and impact on gut transit time, symptoms, and gut microbiology in chronic constipation. Aliment Pharmacol Ther 2019; **49**: 251-264（ランダム）

8) Miller LE, Ouwehand AC. Probiotic supplementation decreases intestinal transit time: meta-analysis of randomized controlled trials. World J Gastroenterol 2013; **19**: 4718-4725（メタ）

9) Ford AC, Quigley EM, Lacy BE, et al. Efficacy of prebiotics, probiotics, and synbiotics in irritable bowel syndrome and chronic idiopathic constipation: systematic review and meta-analysis. Am J Gastroenterol 2014; **109**: 1547-1561; quiz 1546, 1562（メタ）

10) Miller LE, Zimmermann AK, Ouwehand AC. Contemporary meta-analysis of short-term probiotic consumption on gastrointestinal transit. World J Gastroenterol 2016; **22**: 5122-5131（メタ）

11) Wen Y, Li J, Long Q, et al. The efficacy and safety of probiotics for patients with constipation-predominant irritable bowel syndrome: a systematic review and meta-analysis based on seventeen randomized controlled trials. Int J Surg 2020; **79**: 111-119（メタ）

12) Zhang C, Jiang J, Tian F, et al. Meta-analysis of randomized controlled trials of the effects of probiotics on functional constipation in adults. Clin Nutr 2020; **39**: 2960-2969（メタ）

13) Ozaki K, Maruo T, Kosaka H, et al. The effects of fermented milk containing lactococcus lactis subsp. cremoris FC on defaecation in healthy young Japanese women: a double-blind, placebo-controlled study. Int J Food Sci Nutr 2018; **69**: 762-769（ランダム）

14) Higashikawa F, Noda M, Awaya T, et al. Improvement of constipation and liver function by plant-derived lactic acid bacteria: a double-blind, randomized trial. Nutrition 2010; **26**: 367-374（ランダム）

15) Takeda T, Asaoka D, Nojiri S, et al. Usefulness of bididobacterium longum BB536 in elderly individuals with chronic constipation: a randomized controlled trial. Am J Gastroenterol 2023; **118**: 561-568（ランダム）
　　［検索期間外文献］

16) Sakai T, Makino H, Ishikawa E, et al. Fermented milk containing lactobacillus casei strain shirota reduces incidence of hard or lumpy stools in healthy population. Int J Food Sci Nutr 2011; **62**: 423-430（ランダム）

17) Fuyuki A, Higurashi T, Kessoku T, et al. Efficacy of bifidobacterium bifidum G9-1 in improving quality of life in patients with chronic constipation: a prospective intervention study. Biosci Microbiota Food Health 2021; **40**: 105-114（非ランダム）

第5章　内科的治療

BQ 5-4

慢性便秘症に膨張性下剤は有効か？

回答

●慢性便秘症に膨張性下剤は有効である.

解説

主に用いられる膨張性下剤にはカルボキシメチルセルロース（carboxymethyl cellulose）とポリカルボフィルカルシウム（polycarbophil calcium）がある. 共通する特徴として消化管内で消化吸収されず, 水分によって容積を増大させ, 便形状の改善と便量増加により便通を促す. 食物繊維と同様に自発排便を促す機序のため安心して使用可能であるが, 腹部膨満感や口喝などの不快な副作用を伴うことがある. ポリカルボフィルカルシウムは薬剤の特性上, 内服時に十分な水分摂取が必要であり, 腎機能低下例では高カルシウム血症を引き起こすことがあるため高齢者では注意が必要である. また, カルボキシメチルセルロースは子宮収縮を誘発することがあるため妊婦または妊娠している可能性のある女性には, 大量投与を避けるといった注意が必要である.

2011 年の World Gastroenterology Organization（WGO）による慢性便秘症治療薬のエビデンスグレードと推奨レベルではカルボキシメチルセルロースとポリカルボフィルカルシウムはともにエビデンスグレード III, 推奨レベル C と評価は低い[1]. 実際, 慢性便秘症に対する両薬剤の効果を検討した質の高い研究はほとんど存在しない. しかし, 便秘型過敏性腸症候群に対する有用性は数多く報告されており, 大腸通過時間や排便回数, 便形状の改善を示す報告[2], 便秘型や混合型に対する腹痛や腹部膨満感などの腹部症状の改善の報告がある[3]. 近年は慢性便秘症に対する有用性を示す報告も散見されている[4,5]. 本邦の 2020 年の「機能性消化管疾患診療ガイドライン 2020—過敏性腸症候群（IBS）（改訂第 2 版）」では, ポリカルボフィルカルシウムは便秘型過敏性腸症候群の症状改善に有用であるとされている（強い推奨, エビデンスレベル A）[6].

文献

1) Lindberg G, Hamid SS, Malfertheiner P, et al. World Gastroenterology Organisation Global Guideline: constipation-a global perspective. J Clin Gastroenterol 2011; **45**: 483-487（メタ）
2) Chiba T, Kudara N, Sato M, et al. Colonic transit, bowel movements, stool form, and abdominal pain in irritable bowel syndrome by treatments with calcium polycarbophil. Hepatogastroenterology 2005; **52**: 1416-1420（ケースシリーズ）
3) Toskes PP, Connery KL, Ritchey TW. Calcium polycarbophil compared with placebo in irritable bowel syndrome. Aliment Pharmacol Ther 1993; **7**: 87-92（ケースコントロール）
4) Sakakibara R, Yamaguchi T, Uchiyama T, et al. Calcium polycarbophil improves constipation in non-traumatic spinal cord disorders. Clin Auton Res 2006; **16**: 289-292（ケースシリーズ）
5) Fleming V, Wade WE. A review of laxative therapies for treatment of chronic constipation in older adults. Am J Geriatr Pharmacother 2010; **8**: 514-550（メタ）
6) Fukudo S, Okumura T, Inamori M, et al. Evidence-based clinical practice guidelines for irritable bowel syndrome 2020. J Gastroenterol 2021; **56**: 193-217（ガイドライン）

慢性便秘症に浸透圧性下剤は有効か？

推 奨

● 慢性便秘症に浸透圧性下剤は有効であり，投与することを推奨する．ただし，マグネシウムを含む塩類下剤使用時は，定期的なマグネシウム測定を推奨する．

【推奨の強さ：強（合意率 100%），エビデンスレベル：A 】

解説

　浸透圧性下剤は大別すると，塩類下剤，糖類下剤，浸潤性下剤，高分子化合物［ポリエチレングリコール（polyethylene glycol：PEG）］に分けられる（表1）．浸透圧性下剤は浸透圧勾配を利用し，腸内で水分分泌を引き起こすことで便を軟化させ，排便回数を増加させる．2019年6月までの慢性便秘に使用される薬剤の有効性を比較するためにネットワークメタアナリシスが行われており[1]，そのなかで浸透圧性下剤の有効性が証明されている．特に，大腸通過正常型便秘では食事療法単独もしくは浸透圧性下剤に反応するとされ，浸透圧性下剤のなかで安価な薬剤は費用対効果の観点から日常臨床で広く使用されている[2]．以下，各浸透圧性下剤に分けて記載する．

1. 塩類下剤

　塩類下剤のなかで，本邦でよく使用される酸化マグネシウムは，胃酸と反応して塩化マグネシウム（$MgCl_2$）となったあと，腸内において炭酸水素マグネシウム［$Mg(HCO_3)_2$］または炭酸マグネシウム（$MgCO_3$）となり，浸透圧により腸壁から水分を奪い，腸内容物を軟化させることで，緩下作用を示す．これまでに3編のRCTが行われており，有効性が示されている[3~5]．American College of Gastroenterology（ACG）の診療ガイドラインにおける推奨グレードはBである[6]．腎不全患者では高マグネシウム血症が報告されており[7]，本邦でも高齢の入院患者を対象としたコホート研究において腎機能障害者が酸化マグネシウムを内服すると血清マグネシウ

表1　浸透圧性下剤の分類

種類	一般名
塩類下剤	酸化マグネシウム クエン酸マグネシウム 水酸化マグネシウム 硫酸マグネシウム　など
糖類下剤	ラクツロース D-ソルビトール* ラクチトール* など
浸潤性下剤	ジオクチルソジウムスルホサクシネート
高分子化合物	ポリエチレングリコール（PEG）

＊：「便秘症」での保険適用なし

第5章　内科的治療

ムが上昇することが報告され[8],「高齢者の安全な薬物療法ガイドライン2015」では，腎機能障害を有する高齢者には，酸化マグネシウムを投薬しないよう強く推奨している[9]．さらに近年，腎機能低下症だけでなく高齢者，酸化マグネシウムの投与量や投与期間が高マグネシウム血症の発生と関連することも明らかにされている[10]．特に，クレアチニンクリアランスが30 mL/min未満の場合は禁忌とされており[11]，一般に日常診療で行われているe-GFRが30 mL/min/1.73m^{2}未満の患者への投与は慎むべきである．高マグネシウム血症と考えられる初期症状（嘔吐，徐脈，筋力低下，傾眠など）が現れた場合には，服用を中止し，直ちに病院を受診する様に指導することが添付文書に記載されている[12~14]．さらに，酸化マグネシウムは胃酸・膵液の作用を経て浸透圧作用を有することから，酸分泌抑制薬であるプロトンポンプ阻害薬と相互作用を示すことも報告されている[15]．今日，プロトンポンプ阻害薬やカリウムイオン競合型アシッドブロッカー（P-CAB）は処方される機会も多いことから，酸化マグネシウム投与時には併用薬に対しても注意が必要である．

2．糖類下剤

糖類下剤は，吸収されない単糖類・二糖類の浸透圧特性により効果を発揮し，ラクツロース・マンニトール・ソルビトールなどが含まれる．これまでに慢性便秘症に対して自然な排便効果を示すことが明らかにされており，その有効性が示されている[16]．新たに本邦においても2019年に，ラクツロース製剤が成人の慢性便秘症に対して処方可能となった．本剤は他剤と異なりゼリー剤であることを特徴とし，第Ⅲ相臨床試験でその有効性と安全性が証明されている[17]．

3．浸潤性下剤

ジオクチルソジウムスルホサクシネートは，非刺激性成分の湿潤性下剤にあたり，多くの便秘薬に配合されている．界面活性作用により便の表面張力を低下させ，便に水分を浸透させ軟化させ，消化管や肛門を刺激することなく自然な排便を促す．副作用が少なく，耐性も生じにくい成分であるが，比較的作用が弱いことから，多くの場合，膨張性下剤や刺激性下剤に配合されている．

4．高分子化合物（PEG）

PEGは，エチレングリコールが重合した構造を持つ高分子化合物である．本邦でも2018年から慢性便秘症に対して塩化ナトリウムなどの電解質を含有したPEG製剤が処方可能となった[18]．同製剤は，電解質を添加することで腸内の電解質バランスを維持し，浸透圧を適正なレベルに保持する点が他の浸透圧性下剤と異なる[19]．PEG製剤は用量依存的に効果を示し，小児（2歳以上）にも使用が可能である．これまでにPEG製剤の有用性を裏づけるエビデンスは数多く報告されており[20~26]，NNTは3（95％CI 2~4）である．Cochraneレビューでは，慢性便秘治療において PEG製剤はラクツロースに比して，排便回数の増加，便形状の軟化などの優れた有効性を示しており，腹痛も少ないと報告されている．しかしながら，それぞれ評価時期または評価項目が異なっており，一様にメタアナリシスに組み込みことは困難であった[18, 20, 21, 27]．また，PEG製剤は便秘型過敏性腸症候群患者においても，腹痛に悪影響を与えることなく完全自発排便回数を増やし，便の硬さを改善し，腹部膨満を軽減し，慢性便秘治療への有用性を支持している[26]．PEG製剤の最も一般的な副作用は下痢と腹痛であるが，すべての試験でプラセボ群と比較して，PEG製剤で治療した患者に下痢と腹痛がより多いとは結論づけられていない．ACGの便秘診療

ガイドラインでは，推奨度 A となっており[6]，米国消化器病学会の便秘診療ガイドラインでも有効性が記載されている[28]．ただし，保険診療上の本製剤投与については，厚生労働省保険局医療課長通知（保医発）で「本製剤の慢性便秘症への使用にあたっては，他の便秘症治療薬（他の新規便秘症治療薬を除く）で効果不十分な場合に使用すること」の条件が付されている．

　　上記のごとく慢性便秘症に対して浸透圧性下剤は有効である．浸透圧性下剤のなかで安価な薬剤は，高齢者，腎機能低下者，薬物相互作用に注意しながら，費用対効果の観点から最初に考慮される薬剤である．

文献

1) Luthra P, Camilleri M, Burr NE, et al. Efficacy of drugs in chronic idiopathic constipation: a systematic review and network meta-analysis. Lancet Gastroenterol Hepatol 2019; **4**: 831-844（メタ）
2) 鳥居　明．V. 浸透圧性下剤．日本内科学会雑誌 2019; **108**: 36-39
3) Mori S, Tomita T, Fujimura K, et al. A randomized double-blind placebo-controlled trial on the effect of magnesium oxide in patients with chronic constipation. J Neurogastroenterol Motil 2019; **25**: 563-575（ランダム）
4) Morishita D, Tomita T, Mori S, et al. Senna versus magnesium oxide for the treatment of chronic constipation: a randomized, placebo-controlled trial. Am J Gastroenterol 2021; **116**: 152-161（ランダム）
5) Goodoory VC, Black CJ, Ford AC. Efficacy of senna and magnesium oxide for the treatment of chronic idiopathic constipation. Am J Gastroenterol 2021; **116**: 1352-1353（メタ）
6) American College of Gastroenterology Chronic Constipation Task Force. An evidence-based approach to the management of chronic constipation in North America. Am J Gastroenterol 2005; **100** (Suppl 1): S1-S4
7) Nyberg C, Hendel J, Nielsen OH. The safety of osmotically acting cathartics in colonic cleansing. Nat Rev Gastroenterol Hepatol 2010; **7**: 557-564（メタ）
8) 斎藤　昇．高齢入院患者の血清マグネシウム値への腎機能障害と酸化マグネシウム投与の影響．日本老年医学会雑誌 2011; **48**: 263-270（コホート）
9) 日本老年医学会 日本医療研究開発機構研究費・高齢者の薬物治療の安全性に関する研究研究班（編）．高齢者の安全な薬物療法ガイドライン 2015，日本老年医学会，メディカルビュー社，東京，2015（ガイドライン）
10) Wakai E, Ikemura K, Sugimoto H, et al. Risk factors for the development of hypermagnesemia in patients prescribed magnesium oxide: a retrospective cohort study. J Pharm Health Care Sci 2019; **5**: 4（コホート）
11) Guerrera MP, Volpe SL, Mao JJ. Therapeutic uses of magnesium. Am Fam Physician 2009; **80**: 157-162
12) Yamaguchi H, Shimada H, Yoshita K, et al. Severe hypermagnesemia induced by magnesium oxide ingestion: a case series. CEN Case Rep 2019; **8**: 31-37（ケースシリーズ）
13) Bokhari SR, Siriki R, Teran FJ, et al. Fatal hypermagnesemia due to laxative use. Am J Med Sci 2018; **355**: 390-395
14) Horibata K, Tanoue A, Ito M, et al. Relationship between renal function and serum magnesium concentration in elderly outpatients treated with magnesium oxide. Geriatr Gerontol Int 2016; **16**: 600-605（ケースコントロール）
15) Yamasaki M, Funakoshi S, Matsuda S, et al. Interaction of magnesium oxide with gastric acid secretion inhibitors in clinical pharmacotherapy. Eur J Clin Pharmacol 2014; **70**: 921-924（ケースコントロール）
16) Sanders JF. Lactulose syrup assessed in a double-blind study of elderly constipated patients. J Am Geriatr Soc 1978; **26**: 236-239（メタ）
17) Kasugai K, Iwai H, Kuboyama N, et al. Efficacy and safety of a crystalline lactulose preparation (SK-1202) in Japanese patients with chronic constipation: a randomized, double-blind, placebo-controlled, dose-finding study. J Gastroenterol 2019; **54**: 530-540（メタ）
18) Nakajima A, Shinbo K, Oota A, et al. Polyethylene glycol 3350 plus electrolytes for chronic constipation: a 2-week, randomized, double-blind, placebo-controlled study with a 52-week open-label extension. J Gastroenterol 2019; **54**: 792-803（ランダム）
19) Hammer HF, Santa Ana CA, Schiller LR, et al. Studies of osmotic diarrhea induced in normal subjects by ingestion of polyethylene glycol and lactulose. J Clin Invest 1989; **84**: 1056-1062
20) Corazziari E, Badiali D, Habib FI, et al. Small volume isosmotic polyethylene glycol electrolyte balanced

solution (PMF-100) in treatment of chronic nonorganic constipation. Dig Dis Sci 1996; **41**: 1636-1642（メタ）

21） Corazziari E, Badiali D, Bazzocchi G, et al. Long term efficacy, safety, and tolerabilitity of low daily doses of isosmotic polyethylene glycol electrolyte balanced solution (PMF-100) in the treatment of functional chronic constipation. Gut 2000; **46**: 522-526（メタ）

22） Paré P, Fedorak RN. Systematic review of stimulant and nonstimulant laxatives for the treatment of functional constipation. Can J Gastroenterol Hepatol 2014; **28**: 549-557（メタ）

23） Chapman RW, Stanghellini V, Geraint M, et al. Randomized clinical trial: macrogol/PEG 3350 plus electrolytes for treatment of patients with constipation associated with irritable bowel syndrome. Am J Gastroenterol 2013; **108**: 1508-1515（メタ）

24） Ford AC, Moayyedi P, Lacy BE, et al. American College of Gastroenterology monograph on the management of irritable bowel syndrome and chronic idiopathic constipation. Am J Gastroenterol 2014; **109** (Suppl 1): S2-S26; quiz S7（ガイドライン）

25） Dipalma JA, DeRidder PH, Orlando RC, et al. A randomized, placebo-controlled, multicenter study of the safety and efficacy of a new polyethylene glycol laxative. Am J Gastroenterol 2000; **95**: 446-450（メタ）

26） Chang L, Sultan S, Lembo A, et al. AGA Clinical practice guideline on the pharmacological management of irritable bowel syndrome with constipation. Gastroenterology 2022; **163**: 118-136（ガイドライン）

27） Dipalma JA, Cleveland MV, McGowan J, et al. A randomized, multicenter, placebo-controlled trial of polyethylene glycol laxative for chronic treatment of chronic constipation. Am J Gastroenterol 2007; **102**: 1436-1441（メタ）

28） Ford A, Suares NC. Effect of laxatives and pharmacological therapies in chronic idiopathic constipation: systematic review and meta-analysis. Gut 2011; **60**: 209-218

BQ 5-5

慢性便秘症に刺激性下剤は有効か？

回答

● 慢性便秘症に刺激性下剤は有効である．耐性や習慣性を避けるために必要最小限の使用にとどめ，できるだけ頓用または短期間での投与とする．

解説

刺激性下剤には，アントラキノン系（センナ，センノシド，ダイオウなど）とジフェニール系（ビサコジル，ピコスルファートナトリウムなど）がある．どちらも内服時には活性のない配糖体であるが，腸内細菌や消化管内の酵素により加水分解され活性体となり，大腸の筋層間神経叢に作用して蠕動運動（高振幅大腸収縮波）を促進し，腸管からの水分の吸収を抑制し瀉下作用を有する[1,2]．

海外ではジフェニール系の刺激性下剤が使用されることが多く，ビサコジルやピコスルファートナトリウムの有用性が少数の RCT で検討されている．ビサコジルやピコスルファートナトリウムを 4 週間投与すると，排便頻度，便の硬さ，腹部症状，QOL を改善したとする報告[3,4]がある．システマティックレビューでも，刺激性下剤は浸透圧性下剤，消化管運動改善薬，粘膜上皮機能変容薬と同様に慢性便秘症治療薬として有効であると評価されている[5]．また，本邦でのRCT で，アントラキノン系薬剤であるセンナの 4 週間の治療は，プラセボに比して有意に自発排便回数，便形状，Patient Assessment of Constipation Quality of Life（PAC-QOL）を改善していたとする報告もあり，センナが慢性便秘症に有効な治療薬であることが示されている[6]．さらに慢性便秘症に対する over-the-counter 療法の有効性と安全性を検討したシステマティックレビューでも，センナはエビデンスレベル I，推奨度 A と以前に比して評価が高くなっているが，ジフェニール系のビサコジル，ピコスルファートはエビデンスレベル I，推奨度 B にとどまっている[7]．

刺激性下剤の適正使用について，米国消化器病学会でも，まず生活習慣指導や浸透圧性下剤投与を行い，効果が不十分であった場合に刺激性下剤投与を考慮すべきとされている[8]．刺激性下剤は服用後数時間で効果を認めるが，水様性下痢などの電解質異常や腹痛，脱水などを引き起こすことがある[9]．また，長期連用は耐性や習慣性が生じる可能性があるため慎重に処方すべきである[10]．大腸黒皮症（melanosis coli：MC）の多くはアントラキノン系薬剤の長期連用により引き起こされる可能性が示唆されている[11]．MC と大腸癌や直腸癌との関連性については議論がなされているが[12]，現在までにエビデンスレベルの高い報告はなく，今後の検討課題と考えられる．4 週間のセンナ投与では下痢や黄褐色尿（アントラキノン系薬剤のセンナやセンノシドはアルカリ尿と反応して尿の色調が黄褐色から赤色に変化することがある）を含めた重篤な副作用は報告されていない[6]．また，エビデンスレベルは高くないものの短期間のジフェニール系薬剤投与で虚血性大腸炎を発症した報告がある[13]．

以上より，慢性便秘症に対する刺激性下剤の使用は有効であるが，耐性や習慣性を避けるために必要最小限の使用にとどめ，できるだけ頓用または短期間での投与とすることを提案する．

■ 文献 ■

1） Portalatin M, Winstead N. Medical management of constipation. Clin Colon Rectal Surg 2012; **25**: 12-19（横断）

2） Bassotti G, Chiarioni G, Germani U, et al. Endoluminal instillation of bisacodyl in patients with severe (slow transit type) constipation is useful to test residual colonic propulsive activity. Digestion 1999; **60**: 69-73（ケースコントロール）

3） Kamm MA, Mueller-Lissner S, Wald A, et al. Oral bisacodyl is effective and well-tolerated in patients with chronic constipation. Clin Gastroenterol Hepatol 2011; **9**: 577-583（ランダム）

4） Mueller-Lissner S, Kamm MA, Wald A, et al. Multicenter, 4-week, double-blind, randomized, placebo-controlled trial of sodium picosulfate in patients with chronic constipation. Am J Gastroenterol 2010; **105**: 897-903（ランダム）

5） Ford AC, Suares NC. Effect of laxatives and pharmacological therapies in chronic idiopathic constipation: systematic review and meta-analysis. Gut 2011; **60**: 209-218（メタ）

6） Morishita D, Tomita T, Miwa H, et al. Senna versus magnesium oxide for the treatment of chronic constipation: a randomized, placebo-controlled trial. Am J Gastroenterol 2021; **116**: 152-161（ランダム）

7） Rao SSC, Brenner DM. Efficacy and sfety of over-the-counter therapies for chronia constipation: an updated systematic review. Am J Gastroenterol 2021; **116**: 1156-1181（メタ）

8） Bharucha AE, Pemberton JH, Locke GR 3rd. American Gastroenterological Association technical review on constipation. Gastroenterology 2013; **144**: 218-238（ガイドライン）

9） MacLennan WJ, Pooler AFWM. A comparison of sodium picosulphate ("Laxoberal") with standardised senna ("Senokot") in geriatric patients. Curr Med Res Opin 1974-1975; **2**: 641-647

10） Wald A. Is chronic use of stimulant laxatives harmful to the colon? J Clin Gastroenterol 2003; **36**: 386-389

11） Nusko G, Schnelder L, et al. Anthranoid laxative use is not a risk factor for colorectal neoplasia: results of a prospective case control study. Gut 2000; **46**: 651-655（ケースコントロール）

12） Dekker E, Tanls PJ, Vleugels JLA, et al. Colorectal cancer. Lancet 2019; **394**: 1467-1480（メタ）

13） Ajani S, Hurt RT, Teeters DA, Bellmore LR. Ischemic colitis associated with oral contraceptive and bisacodyl use. BMJ Case Rep 2012; **2012**: bcr1220115451（ケースシリーズ）

慢性便秘症に粘膜上皮機能変容薬は有効か？

推 奨

●慢性便秘症に粘膜上皮機能変容薬は有効であり，投与することを推奨する．
【推奨の強さ：強（合意率 100%），エビデンスレベル：A 】

解説

　本邦における慢性便秘症に対する粘膜上皮機能変容薬として，2012 年にルビプロストン（lubiprostone）が，2017 年にリナクロチド（linaclotide）がそれぞれ登場した．現在までに，慢性便秘症を対象としたルビプロストンの治療効果をみた RCT は 3 編[1~3] あり，メタアナリシス（4 週間以上の RCT を対象，完全自発排便を指標とした responder の解析）を行うと，プラセボに対するルビプロストンの治療反応率および 95%CI は 1.70（95%CI 1.40~2.05）と，ルビプロストンで有意に有効性が高かった（図 1）．また，リナクロチドの慢性便秘症に対する RCT は 5 編[4~8]，便秘型過敏性腸症候群に対する RCT は 7 編[9~15] あり，メタアナリシス（4 週間以上の RCT を対象，完全自発排便を指標とした responder の解析）を行うとプラセボに対するリナクロチドの治療反応率および 95%CI は，それぞれ 2.91（95%CI 2.49~3.40），1.85（95%CI 1.66~2.07）とリナクロチドで有意に有効性が高かった（図 2）．

　ルビプロストンは，小腸粘膜上皮細胞の管腔側に存在するクロライドチャネルを活性化し，消化管管腔に Cl^- イオンを分泌させることによって水分の分泌を促進し，緩下作用を示す[16]．ルビプロストンは妊婦には投与禁忌であり，若年女性に生じやすい悪心の副作用への注意が必要である[17, 18]．本邦での標準用量は，成人にはルビプロストンとして 24 μg の 1 日 2 回投与であり，現在は 24 μg だけでなく 12 μg/カプセルの規格が登場したことにより，悪心や下痢などの副作用が出現した際の調整が容易となり忍容性が向上した[4]．本邦の市販後調査において，48 週間投与における長期間の有効性（有効率 82.7%），安全性（副作用発現率 17.2%）が示されたが[20]，背景疾患として腎障害や精神疾患があると下痢や悪心などの合併症頻度が高くなり，パーキンソン病や精神疾患を有すると有効性が低下する傾向にあった[21]．なお，65 歳以上の高齢者に限っ

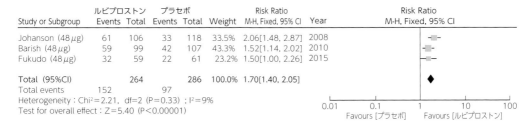

ルビプロストン（慢性便秘症）

Study or Subgroup	ルビプロストン Events	Total	プラセボ Events	Total	Weight	Risk Ratio M-H, Fixed, 95% CI	Year	Risk Ratio M-H, Fixed, 95% CI
Johanson (48 μg)	61	106	33	118	33.5%	2.06[1.48, 2.87]	2008	
Barish (48 μg)	59	99	42	107	43.3%	1.52[1.14, 2.02]	2010	
Fukudo (48 μg)	32	59	22	61	23.2%	1.50[1.00, 2.26]	2015	
Total (95%CI)		264		286	100.0%	1.70[1.40, 2.05]		
Total events	152		97					

Heterogeneity：Chi^2=2.21，df=2（P=0.33）；I^2=9%
Test for overall effect：Z=5.40（P<0.00001）

図 1　ルビプロストン（慢性便秘症）

リナクロチド（慢性便秘症）

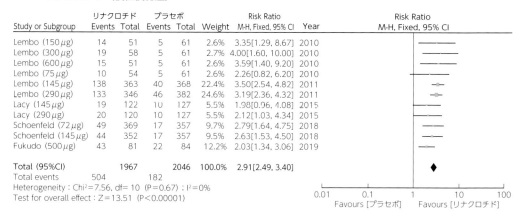

リナクロチド（便秘型過敏性腸症候群）

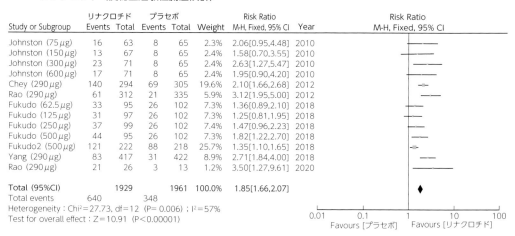

図2　リナクロチド（慢性便秘症），リナクロチド（便秘型過敏性腸症候群）

メタアナリシス（図1．ルビプロストン，図2．リナクロチド）．いずれも，4週間以上の慢性便秘症あるいは便秘型過敏性腸症候群に対するRCTを対象，完全自発排便を指標としたresponderの解析．リナクロチドにおいては，同一のRCT内でdoseが異なるものは個別に記載した．

た検討でも，同様な有効性と忍容性が示されている[22]．

　リナクロチドは腸粘膜上皮細胞上のグアニル酸シクラーゼC受容体アゴニストである．同受容体の活性化は細胞内の cyclic guanosine monophosphate（cGMP）量を増加させ，クロライドチャネルの cystic fibrosis transmembrane conductance regulator（CFTR）の活性化・開放をもたらす．この作用により消化管内腔に Cl^- イオンが分泌され，それとともに水分の分泌が促進されて緩下作用を示す[23]．同時に cGMP は上皮細胞内基底膜側から分泌され，消化管粘膜下の内臓感覚神経を抑制し内臓感覚過敏を改善させる[23]．欧米とは用量が異なり，本邦では成人にはリナクロチドとして0.5mgを1日1回食前投与が標準である．副作用は下痢が多く，下痢以外の重篤な副作用はこれまでのところ報告されていない．なお，リナクロチドの市販後調査では，リナクロチドの用量依存性に下痢が出現し，0.25mgに減量することで忍容性が向上することが

示されている[24]．本邦では使用できないが，海外では慢性機能性便秘症に対するグアニル酸シクラーゼC受容体アゴニストのプレカナチドの有用性も報告されている[25]．

保険診療上の本製剤投与について，厚生労働省保険局医療課長通知（保医発）で「本製剤の慢性便秘症への使用に当たっては，他の便秘症治療薬（他の新規便秘症治療薬を除く）で効果不十分な場合に使用すること」の条件が付されている．

■ 文献 ■

1) Johanson JF, Morton D, Geenen J, et al. Multicenter, 4-week, double-blind, randomized, placebo-controlled trial of lubiprostone, a locally-acting type-2 chloride channel activator, in patients with chronic constipation. Am J Gastroenterol 2008; **103**: 170-177 （ランダム）
2) Barish CF, Drossman D, Johanson JF, et al. Efficacy and safety of lubiprostone in patients with chronic constipation. Dig Dis Sci 2010; **55**: 1090-1097 （ランダム）
3) Fukudo S, Hongo M, Kaneko H, et al. Lubiprostone increases spontaneous bowel movement frequency and quality of life in patients with chronic idiopathic constipation. Clinical gastroenterology and hepatology 2015; **13**: 294-301.e5 （ランダム）
4) Lembo AJ, Schneier HA, Shiff SJ, et al. Two randomized trials of linaclotide for chronic constipation. N Engl J Med 2011; **365**: 527-536 （ランダム）
5) Schoenfeld P, Lacy BE, Chey WD, et al. Low-dose linaclotide (72 μg) for chronic idiopathic constipation: a 12-week, randomized, double-blind, placebo-controlled trial. Am J Gastroenterol 2018; **113**: 105-114 （ランダム）
6) Lacy BE, Schey R, Shiff SJ, et al. Linaclotide in chronic idiopathic constipation patients with moderate to severe abdominal bloating: a randomized, controlled trial. PLoS One 2015; **10**: e0134349 （ランダム）
7) Lembo AJ, Kurtz CB, MacDougall JE, et al. Efficacy of linaclotide for patients with chronic constipation. Gastroenterology 2010; **138**: 886-895.e1 （ランダム）
8) Fukudo S, Miwa H, Nakajima A, et al. High-dose linaclotide is effective and safe in patients with chronic constipation: a phase Ⅲ randomized, double-blind, placebo-controlled study with a long-term open-label extension study in Japan. Neurogastroenterol Motil 2019; **31**: e13487 （ランダム）
9) Rao SSC, Xiang X, Yan Y, et al. Randomised clinical trial: linaclotide vs placebo-a study of bi-directional gut and brain axis. Aliment Pharmacol Ther 2020; **51**: 1332-1341 （ランダム）
10) Yang Y, Fang J, Guo X, et al. Linaclotide in irritable bowel syndrome with constipation: a phase 3 randomized trial in China and other regions. J Gastroenterol Hepatol 2018; **33**: 980-989 （ランダム）
11) Johnston JM, Kurtz CB, MacDougall JE, et al. Linaclotide improves abdominal pain and bowel habits in a phase Ⅱb study of patients with irritable bowel syndrome with constipation. Gastroenterology 2010; **139**: 1877-1886.e2 （ランダム）
12) Chey WD, Lembo AJ, Lavins BJ, et al. Linaclotide for irritable bowel syndrome with constipation: a 26-week, randomized, double-blind, placebo-controlled trial to evaluate efficacy and safety. Am J Gastroenterol 2012; **107**: 1702-1712 （ランダム）
13) Fukudo S, Nakajima A, Fujiyama Y, et al. Determining an optimal dose of linaclotide for use in Japanese patients with irritable bowel syndrome with constipation: a phase Ⅱ randomized, double-blind, placebo-controlled study. Neurogastroenterol Motil 2018; **30**: e13275 （ランダム）
14) Fukudo S, Miwa H, Nakajima A, et al. A randomized controlled and long-term linaclotide study of irritable bowel syndrome with constipation patients in Japan. Neurogastroenterol Motil 2018; **30**: e13444 （ランダム）
15) Rao S, Lembo AJ, Shiff SJ, et al. A 12-week, randomized, controlled trial with a 4-week randomized withdrawal period to evaluate the efficacy and safety of linaclotide in irritable bowel syndrome with constipation. Am J Gastroenterol 2012; **107**: 1714-1724 （ランダム）
16) Camilleri M, Bharucha AE, Ueno R, et al. Effect of a selective chloride channel activator, lubiprostone, on gastrointestinal transit, gastric sensory, and motor functions in healthy volunteers. Am J Physiol Gastrointest Liver Physiol 2006; **290**: G942-G947
17) 福土　審，遠藤由香，金澤　素．慢性便秘症の診療の進歩―慢性便秘の治療―上皮機能変容薬，胆汁酸トランスポーター阻害薬の使い分け．日本内科学会雑誌 2019; **108**: 46-54
18) 日本消化器病学会関連研究会 慢性便秘の診断・治療研究会（編）．慢性便秘症診療ガイドライン 2017．南江堂，東京，2017（ガイドライン）
19) Ohbayashi H, Sato Y, Kiuchi M, et al. Open-label study to evaluate the treatment continuation rate after a

第5章　内科的治療

dose reduction of lubiprostone due to onset of adverse events. Expert Rev Gastroenterol Hepatol 2021; **15**: 333-342

20）神蔵　巧，春名成則，大竹一嘉．慢性便秘症患者におけるルビプロストンの安全性・有効性の検討―特定使用成績調査 48 週間のデータによる検討．診療と新薬 2020; **57**: 201-215

21）春名成則，神蔵　巧，清野貴嗣．慢性便秘症患者におけるルビプロストンの安全性ならびに有効性の検討―治療継続性，合併症を有する症例における検討ならびに安全性・有効性に関連する影響因子の検討．診療と新薬 2020; **57**: 739-758

22）清野貴嗣，神蔵　巧，春名成則．65 歳以上の慢性便秘症患者におけるルビプロストンの安全性・有効性の検討―使用成績調査 4 週間および特定使用成績調査 48 週間のデータからの検討．診療と新薬 2020; **57**: 577-587

23）Castro J, Harrington AM, Hughes PA, et al. Linaclotide inhibits colonic nociceptors and relieves abdominal pain via guanylate cyclase-C and extracellular cyclic guanosine 3′, 5′-monophosphate. Gastroenterology 2013; **145**: 1334-1346.e11

24）林　俊宏，李　拓海．便秘型過敏性腸症候群患者に対するリナクロチドの安全性および有効性の検討―長期特定使用成績調査．新薬と臨床 2020; **69**: 330-351（横断）

25）Bassotti G, Usai Satta P, Bellini M. Plecanatide for the treatment of chronic idiopathic constipation in adult patients. Expert Rev Clin Pharmacol 2019; **12**: 1019-1026

慢性便秘症に胆汁酸トランスポーター阻害薬は有効か？

<table>
<tr><td align="center">推　奨</td></tr>
</table>

● 慢性便秘症に胆汁酸トランスポーター阻害薬は有効であり，投与することを推奨する．

【推奨の強さ：強（合意率 100％），エビデンスレベル：A 】

解説

　胆汁酸は胆汁の主成分であり，肝臓でコレステロールより生合成される．その大部分は回腸末端にある胆汁酸トランスポーター（ileal bile acid transporter：IBAT）から再吸収され，肝臓に戻り再利用される．胆汁酸の主な役割は，体内のコレステロールの調整や小腸内における脂質の消化・吸収であるが，再吸収されなかった胆汁酸が大腸内に流入すると，大腸腸管上皮細胞に存在する transmembrane G protein-coupled receptor 5（TGR5）に作用し，cAMP を介して cystic fibrosis transmembrane conductance regulator（CFTR）を活性化し腸管内に Cl イオンの分泌を促す．また EC 細胞上の TGR5 を介して 5-hydroxytryptamine を放出させ，粘膜下層の内在性感覚神経に作用し蠕動反射を惹起する．その結果，大腸内において水分分泌と蠕動運動の両作用を発揮することで排便作用を示す[1]．また，胆汁酸が直腸感覚閾値の回復に影響を与える報告や[2]，慢性便秘症では糞便中胆汁酸量が減少している[3] ことが報告されるなど胆汁酸と便秘の病態は密接に絡んでいる．胆汁酸トランスポーター阻害薬（エロビキシバット）は回腸末端部の IBAT を阻害して胆汁酸の再吸収を一部抑制することで，腸管内への胆汁酸量を増加させる．その結果，胆汁酸の作用により腸管内での水分分泌や蠕動運動が促進され，排便回数の増加，便形状の改善のみならず患者の生活の質（quality of life：QOL）も改善する[3,4]．

　エロビキシバットの国内第Ⅱ相試験[5,6] では，主要評価項目である投与期間第 1 週における自発排便回数の観察期間第 2 週からの変化量（mean±SD）は，プラセボ群 2.60±2.89 回，5 mg 群 3.50±2.96 回，10 mg 群 5.66±4.15 回，15 mg 群 5.59±3.51 回であり，10 mg 群，15 mg 群はプラセボ群に対して自発排便回数の変化量の有意な増加が認められた．エロビキシバットの国内第Ⅲ相試験[4,5] では，主要評価項目である投与 1 週の自発排便回数の投与前からの変化量は，プラセボ群に対する優越性が検証された．また，初回自発排便発現までの時間（中央値）は，プラセボ群 25.5 時間に対してエロビキシバット群 5.2 時間であり，プラセボ群に対して有意に早かった．さらに，投与 1 週の完全自発排便回数の投与前からの変化量は，エロビキシバット群が，プラセボ群に対して有意に多かった．以上の結果からエロビキシバット 1 日 1 回 10 mg 経口投与の慢性便秘症に対する有効性が示された．エロビキシバットの国内長期投与試験では[4,5]，自発排便回数ならびに完全自発排便回数は 52 週間にわたって観察期間よりも増加を示した．

　これまでにエロビキシバットの有効性に関しては，単に高齢者[7] だけでなく担癌患者[8]，透析患者を含む慢性腎不全患者[9,10] などの合併疾患を有する慢性便秘症患者での検討がなされており[11~17]，その有用性が認められている．

　エロビキシバットの安全性に関しては，国内第Ⅱ相試験[5,6]，国内第Ⅲ相試験[4,5] では，エロビキシバットの用量増加に伴う副作用発現率の増加は認めなかったが，高頻度で腹痛を認めた．

第5章　内科的治療

なお，死亡例を含む重篤な副作用は認めなかった．国内長期投与試験[4,5]における副作用発現率は，47.9%（163/340例）であり，服薬初期（28日目または56日目まで）に腹痛，下痢，下腹部痛，および腹部膨満の発現率は2%以上であったが，その後の経過で2%を超える副作用は認めず，エロビキシバットの忍容性は良好であった．また，高齢者[7,17]や担癌慢性便秘症患者を対象とした観察研究[8]においても，重篤な副作用は認めなかった．さらに，特定使用成績調査の中間報告[18]では副作用発現率は5.24%（55/1,049例）であり，腹痛は1.81%（19/1,049例），下痢は2.19%（23/1,049例）の結果であり，摘便の回数が減少するなど，実臨床下における高い忍容性も確認されている．

　6件のランダム化臨床試験を比較したメタアナリシス[19]では，エロビキシバットは，プラセボと比較して1週間以内に自発排便回数の有意な増加を示し，プラセボからの平均差は5.69（95%CI 3.31〜8.07）であった（図1）．1週間以内の完全自発排便回数は，プラセボと比較し有意な増加を示し，プラセボからの平均差は2.35（95%CI 1.56〜3.15）であった（図2）．また，エロビキシバット10mgでは，最初の自発排便までの時間はプラセボと比べ有意に短く，プラセボからの平均差は−26.48（95%CI −36.78〜−16.19）であった（図3）．

All doses	n		Mean difference （95%CI）
Elobixibat			
Elobixibat 2.5mg	10		4.50 （2.38, 6.62）
Elobixibat 5mg	43		0.90 （−0.50, 2.30）
Elobixibat 5mg	10		7.10 （5.19, 9.01）
Elobixibat 10mg	39		3.10 （1.50, 4.70）
Elobixibat 10mg	69		4.70 （3.46, 5.94）
Elobixibat 10mg	10		7.80 （4.68, 10.92）
Elobixibat 15mg	41		3.00 （1.60, 4.40）
Elobixibat 15mg	9		8.10 （5.08, 11.12）
Elobixibat 20mg	9		13.30 （10.64, 15.96）
Subtotal for elobixibat			5.69 （3.31, 8.07）

図1　プラセボを基準とした1週間の自発排便回数の平均変化量（回）
　（Nakajima A, et al. Gastroenterol Res Pract 2021; 2021: 5534687 [19] より引用）

Typical doses	n		Mean difference （95%CI）
Elobixibat			
Elobixibat 10mg	39		1.90 （0.69, 3.11）
Elobixibat 10mg	69		2.70 （1.64, 3.76）
Subtotal for elobixibat			2.35 （1.56, 3.15）

図2　プラセボを基準とした1週間の完全自発排便回数の平均変化量（回）
　（Nakajima A, et al. Gastroenterol Res Pract 2021; 2021: 5534687 [19] より引用）

Typical doses	n		Mean difference（95%CI）
Elobixibat			
Elobixibat 10 mg	39		−28.00（−39.51, −16.49）
Elobixibat 10 mg	69		−20.40（−43.46, 2.66）
Subtotal for elobixibat			−26.48（−36.78, −16.19）

図3　プラセボを基準とした自発排便までの時間（時）

（Nakajima A, et al. Gastroenterol Res Pract 2021; 2021: 5534687 [19] より引用）

　保険診療上の本製剤投与について，厚生労働省保険局医療課長通知（保医発）で「本製剤の慢性便秘症への使用に当たっては，他の便秘症治療薬（他の新規便秘症治療薬を除く）で効果不十分な場合に使用すること」の条件が付されている．

文献

1) Bunnett NW. Neuro-humoral signalling by bile acids and the TGR5 receptor in the gastrointestinal tract. J Physiol 2014; **592**: 2943-2950

2) Bampton PA, Dinning PG, Kennedy ML, et al. The proximal colonic motor response to rectal mechanical and chemical stimulation. Am J Physiol Gastrointest Liver Physiol 2002; **282**: G443-G449（非ランダム）

3) Nakajima A, Ishizaki S, Matsuda K, et al. Impact of elobixibat on serum and fecal bile acid levels and constipation symptoms in patients with chronic constipation. J Gastroenterol Hepatol 2022; **37**: 883-890（非ランダム）

4) Nakajima A, Seki M, Taniguchi S, et al. Safety and efficacy of elobixibat for chronic constipation: results from a randomised, double-blind, placebo-controlled, phase 3 trial and an open-label, single-arm, phase 3 trial. Lancet Gastroenterol Hepatol 2018; **3**: 537-547（ランダム）

5) グーフィス®錠5mg 医薬品インタビューフォーム．2020 年 3 月改訂（第 4 版）

6) Nakajima A, Seki M, Taniguchi S. Determining an optimal clinical dose of elobixibat, a novel inhibitor of the ileal bile acid transporter, in Japanese patients with chronic constipation: a phase Ⅱ, multicenter, double-blind, placebo-controlled randomized clinical trial. J Gastroenterol 2018; **53**: 525-534（ランダム）

7) Abe T, Kunimoto M, Hachiro Y, et al. Efficacy and safety of elobixibat in elderly patients with chronic constipation: a single-center, observational study. J Anus Rectum Colon 2020; **4**: 122-127（コホート

8) Ozaki A, Kessoku T, Kasai Y, et al. Elobixibat effectively relieves chronic constipation in patients with cancer regardless of the amount of food intake. Oncologist 2021; **26**: e1862-e1869（コホート）

9) Kamei D, Kamei Y, Nagano M, et al. Elobixibat alleviates chronic constipation in hemodialysis patients: a questionnaire-based study. BMC Gastroenterol 2020; **20**: 26（コホート）

10) Matsuyama M, Hirai K, Nonaka H, et al. Effects of elobixibat on constipation and lipid metabolism in patients with moderate to end-stage chronic kidney disease. Front Med (Lausanne) 2021; **8**: 780127（コホート）

11) Wong BS, Camilleri M, McKinzie S, et al. Effects of A3309, an ileal bile acid transporter inhibitor, on colonic transit and symptoms in females with functional constipation. Am J Gastroenterol 2011; **106**: 2154-2164（ランダム）

12) Simren M, Bajor A, Gillberg PG, et al. Randomised clinical trial: The ileal bile acid transporter inhibitor A3309 vs. placebo in patients with chronic idiopathic constipation: a double-blind study. Aliment Pharmacol Ther 2011; **34**: 41-50（ランダム）

13) Chey WD, Camilleri M, Chang L, et al. A randomized placebo-controlled phase Ⅱb trial of a3309, a bile acid transporter inhibitor, for chronic idiopathic constipation. Am J Gastroenterol 2011; **106**: 1803-1812（ランダム）

14) Eguchi T, Yoshizaki T, Ikeoka S, et al. Real-World Comparison of Elobixibat and Lubiprostone Treatment in patients with chronic constipation: a propensity score-matched analysis. Dig Dis 2021; **39**: 341-350（非ランダム）

第5章　内科的治療

15） Kumagai Y, Amano H, Sasaki Y, et al. Effect of single and multiple doses of elobixibat, an ileal bile acid transporter inhibitor, on chronic constipation: a randomized controlled trial. Br J Clin Pharmacol 2018; 84: 2393-2404（ランダム）

16） Odaka T, Tominaga K. Uncontrolled, Open-label pre-dinner administration of elobixibat in Japanese adults with chronic constipation: a retrospective chart review. Curr Ther Res Clin Exp 2020; 93: 100616（非ランダム）

17） Tomie A, Yoshida N, Kugai M, et al. The Efficacy and safety of elobixibat for the elderly with chronic constipation: a multicenter retrospective cohort study. Gastroenterol Res Pract 2020; 2020: 9656040（コホート）

18） Nakajima A, Fujimaki M, Arai Y, et al. Safety and efficacy of elobixibat, an ileal bile acid transporter inhibitor, in elderly patients with chronic idiopathic constipation according to administration time: Interim analysis of post-marketing surveillance. J Neurogastroenterol Motil 2022; 28: 431-441（横断）

19） Nakajima A, Shoji A, Kokubo K, et al. A systematic review and network meta-analysis on the efficacy of medications in the treatment of chronic idiopathic constipation in Japan. Gastroenterol Res Pract 2021; 2021: 5534687（メタ）

BQ 5-6

慢性便秘症に消化管運動機能改善薬は有効か？

回 答

● 本邦で使用可能な薬剤のエビデンスは少ないが，慢性便秘症に消化管運動機能
改善薬は有効である．

解説

　セロトニン（5-hydroxytryptamine：5-HT）は消化管壁内の神経に作用し，消化管平滑筋の収縮と弛緩をコントロールしている[1]．慢性便秘症に対して有効性が示されている消化管運動機能改善薬は大部分が $5-HT_4$ 受容体刺激薬であり，神経叢に存在する $5-HT_4$ 受容体に作用し，消化管運動を促進する．

　シサプリドは慢性便秘症および便秘型過敏性腸症候群に対する有効性が示されており（表 1），以前は本邦でも発売されていたが，心室性不整脈の副作用で 2000 年 10 月に出荷停止となり，2002 年 11 月に製造中止となっている．

　テガセロドも慢性便秘症および便秘型過敏性腸症候群に対する有効性が示されている（表 1）．心血管イベントの増加リスクから米国 FDA が発売を中止していたが，データの再解析が行われ，虚血性の心血管系疾患の既往がなく，心血管系疾患についての 2 つ以上のリスク因子を抱えていない 65 歳未満の女性の IBS-C 患者に限って 2019 年 4 月に再承認されている[2]．

　$5-HT_4$ 受容体刺激作用と $5-HT_3$ 受容体拮抗作用の両方の作用を有するレンザプリドは女性で効果が高く，第 III 相試験で症状のみならず quality of life（QOL）の有意な改善がみられたが，メタアナリシスでは有意な症状改善は確認されず，下痢の有害事象が有意に多かった（表 1）[3]．

　シサプリドやテガセロドに比べて $5-HT_4$ 受容体に対する選択性と親和性が高いプルカロプリドは多くの RCT が行われており，プラセボに比較して有意な排便回数の増加や大腸通過時間の短縮，自覚症状や QOL の改善が認められている．24 週の効果を検討した検討ではプラセボと比較して統計学的に有意な効果がみられなかったが[4]，他の検討では 18 ヵ月の長期の有効性が示されており[5]，メタアナリシスでも有効性が確認されている（表 1）[6]．これらの検討では重篤な心血管系のイベントの増加はみられず，欧州では 2009 年，カナダでは 2012 年，米国では 2018 年に慢性便秘症の治療薬として認可されている．欧州のガイドラインでは，エビデンスレベルは高，推奨度は強，合意率 100％でプルカロプリドの使用が推奨されている[7]．ただし，腹痛に関する効果は確認されておらず，便秘型過敏性腸症候群の治療には認可されていない．

　プルカロプリドと同様に $5-HT_4$ 受容体に高い選択性と親和性を持つベルセトラグやナロナプリド，YKP10811，YH12852 についても第 II 相試験で有効性が報告されているが（表 1），第 III 相試験は行われていない．

　本邦からの新しい $5-HT_4$ 受容体刺激薬であるミネサプリド（DSP-6952）はプルカロプリドと同等の $5-HT_4$ 受容体に対する高い親和性を持っており，IBS-C に対する有用性が期待されていた．前期第 II 相試験では有意な完全自発排便回数の増加や腹部症状の改善を認めたが[8]，後期第 II 相試験では FDA が提唱する複合基準（ベースラインより 1 回以上の完全自発排便が認められ，かつ最も悪い腹痛スコアの週平均がベースラインより 30％以上改善している状態が 12 週間中 6

表1　各薬剤のエビデンスと承認状況

薬剤	対象 (n)	試験 デザイン	結果	欧米での 使用の可否	本邦での 使用の可否
シサプリド	IBS-C (424)[14]	メタ	RCTでは便形状および腹痛や腹部膨満感の有意に改善を認めたが，メタでは臨床的な改善を認めたものの，症状や排便回数の有意な改善なし	×	×
	CC (126)[15]	RCT	排便回数の有意な増加あり		
テガセロド	IBS-C (8,589)[16]	メタ	有意な症状の改善あり	○	×
	CC (2,612)[17]	RCT	有意な排便回数の増加および便形状や腹部膨満などの有意な症状の改善あり		
レンザプリド	IBS-C (2,528)[3]	メタ	女性で効果が高く，女性のIBS-Cを対象としたRCTでは便形状や排便回数，腹痛や腹部膨満感などの症状，QOLの有意な改善がみられたが，メタでは有意な症状の改善なし	×	×
プルカロプリド	CC (3,943)[6]	メタ	自然排便回数の有意な増加あり	○	×
ベルセトラグ	CC (401)[18]	RCT	有意な排便回数の増加あり	×	×
ナロナプリド	HC (12)[19]	RCT	有意な大腸通過時間の短縮と便形状の改善あり	×	×
YKP10811	CC (55)[20]	RCT	有意な大腸通過時間の短縮と上行結腸の排出亢進，便形状の改善あり	×	×
YH12852	CC (27)[21]	RCT	有意な自然排便回数の増加と症状およびQOLの改善あり	×	×
ミネサプリド (DSP-6952)	IBS-C (171)[8]	RCT	有意な自然排便回数の増加と症状の改善あり	×	×
	IBS-C (411)[9]	RCT	有意な自然排便回数の増加はみられたが，FDAの複合基準を満たした患者の割合はプラセボと有意差がみられず		
モサプリド	IBS-C (7)[10]	コホート	有意な排便回数の増加や便形状の改善，大腸通過時間の短縮，腹痛や腹部膨満感の改善あり	×	○（慢性便秘症に保険適用なし）
	IBS-C (37)[11]	RCT	有意な直腸内圧の亢進と直腸収縮の増加あり		
	非下痢型 IBS (285)[22]	RCT	プロバイオティクスとの併用で有意な症状の改善あり		
	CC+DM (32)[12]	RCT (対照はドンペリドン)	有意な排便回数と症状の改善あり		
	CC+PD (14)[13]	コホート	有意な排便回数と排便困難感の改善，大腸通過時間の短縮，直腸感覚の改善および直腸収縮の増加と収縮圧の上昇あり		

IBS-C：便秘型過敏性腸症候群，CC：慢性便秘症，HC：健常人，DM：糖尿病，PD：パーキンソン病，
RCT：randomized controlled trial

週間以上認められるもの）を満たした患者の割合はプラセボと有意な差が認められなかった[9]．このように後期第Ⅱ相試験で有効性が得られなかったため，ミネサプリドの開発は中止となった．

　上記のように5-HT₄受容体刺激薬に関しては多数のエビデンスがあるが，現在，本邦で使用可能な薬剤はモサプリドのみである．便秘型過敏性腸症候群にモサプリドを投与したコホート研究では，排便回数の増加や便形状の軟化，大腸通過時間の短縮を認め，腹痛，腹部膨満感の改善を認めた（表1）[10]．37名の過敏性腸症候群に対するRCTでは，便秘型過敏性腸症候群症例の検討でプラセボ群と比較してモサプリド15mg内服群で有意な直腸の収縮および直腸内圧の亢進があり，副作用も認めなかった（表1）[11]．慢性便秘症に関しても，糖尿病やパーキンソン病患者においてモサプリドは便秘症状の改善に有用であったとの報告があるが（表1）[12,13]，さらなる検討が必要である．なお，モサプリドは慢性便秘症に対して保険適用がないことに留意が必要である．

　漢方薬にも消化管運動機能改善作用がある薬剤があるが，漢方薬についてはBQ 5-7を参照されたい．

文献

1) Sharma A, Rao SSC, Kearns K, et al. Review article: diagnosis, management and patient perspectives of the spectrum of constipation disorders. Aliment Pharmacol Ther 2021; **53**: 1250-1267（メタ）

2) Bharucha AE, Lacy BE. Mechanisms, evaluation, and management of chronic constipation. Gastroenterology 2020; **158**: 1232-1249 e3（ガイドライン）

3) Mozaffari S, Nikfar S, Abdollahi M. Efficacy and tolerability of renzapride in irritable bowel syndrome: a meta-analysis of randomized, controlled clinical trials including 2528 patients. Arch Med Sci 2014; **10**: 10-18（メタ）

4) Piessevaux H, Corazziari E, Rey E, et al. A randomized, double-blind, placebo-controlled trial to evaluate the efficacy, safety, and tolerability of long-term treatment with prucalopride. Neurogastroenterol Motil 2015; **27**: 805-815（ランダム）

5) Camilleri M, Van Outryve MJ, Beyens G, et al. Clinical trial: the efficacy of open-label prucalopride treatment in patients with chronic constipation - follow-up of patients from the pivotal studies. Aliment Pharmacol Ther 2010; **32**: 1113-1123（ランダム）

6) Sajid MS, Hebbar M, Baig MK, et al. Use of prucalopride for chronic constipation: a systematic review and meta-analysis of published randomized, controlled trials. J Neurogastroenterol Motil 2016; **22**: 412-422（メタ）

7) Serra J, Pohl D, Azpiroz F, et al. European society of neurogastroenterology and motility guidelines on functional constipation in adults. Neurogastroenterol Motil 2020; **32**: e13762（ガイドライン）

8) Fukudo S, Nakamura M, Hamatani T, et al. Efficacy and safety of 5-HT4 receptor agonist minesapride for irritable bowel syndrome with constipation in a randomized controlled trial. Clin Gastroenterol Hepatol 2021; **19**: 538-546 e8（ランダム）

9) Hamatani T, Fukudo S, Nakada Y, et al. Randomised clinical trial: minesapride vs placebo for irritable bowel syndrome with predominant constipation. Aliment Pharmacol Ther 2020; **52**: 430-441（ランダム）

10) 尾高健夫，山口武人，山口和也，ほか．過敏性腸症候群便秘型に対するモサプリドの有用性．Therapeutic Research 2001; **22**: 540-542（コホート）

11) Kanazawa M, Watanabe S, Tana C, et al. Effect of 5-HT4 receptor agonist mosapride citrate on rectosigmoid sensorimotor function in patients with irritable bowel syndrome. Neurogastroenterol Motil 2011; **23**: 754-e332（ランダム）

12) Ueno N, Inui A, Satoh Y. The effect of mosapride citrate on constipation in patients with diabetes. Diabetes Res Clin Pract 2010; **87**: 27-32（ランダム）

13) Liu Z, Sakakibara R, Odaka T, et al. Mosapride citrate, a novel 5-HT4 agonist and partial 5-HT3 antagonist, ameliorates constipation in parkinsonian patients. Mov Disord 2005; **20**: 680-686（コホート）

14) Aboumarzouk OM, Agarwal T, Antakia R, et al. Cisapride for intestinal constipation. Cochrane Database Syst Rev 2011: CD007780（メタ）

15) Muller-Lissner SA. Treatment of chronic constipation with cisapride and placebo. Gut 1987; **28**: 1033-1038（ランダム）

16）Evans BW, Clark WK, Moore DJ, et al. Tegaserod for the treatment of irritable bowel syndrome and chronic constipation. Cochrane Database Syst Rev 2007: CD003960（メタ）

17）Kamm MA, Muller-Lissner S, Talley NJ, et al. Tegaserod for the treatment of chronic constipation: a randomized, double-blind, placebo-controlled multinational study. Am J Gastroenterol 2005; **100**: 362-372（ランダム）

18）Goldberg M, Li YP, Johanson JF, et al. Clinical trial: the efficacy and tolerability of velusetrag, a selective 5-HT4 agonist with high intrinsic activity, in chronic idiopathic constipation: a 4-week, randomized, double-blind, placebo-controlled, dose-response study. Aliment Pharmacol Ther 2010; **32**: 1102-1112（ランダム）

19）Camilleri M, Vazquez-Roque MI, Burton D, et al. Pharmacodynamic effects of a novel prokinetic 5-HT receptor agonist, ATI-7505, in humans. Neurogastroenterol Motil 2007; **19**: 30-38（ランダム）

20）Shin A, Acosta A, Camilleri M, et al. A randomized trial of 5-hydroxytryptamine4-receptor agonist, YKP10811, on colonic transit and bowel function in functional constipation. Clin Gastroenterol Hepatol 2015; **13**: 701-8 e1（ランダム）

21）Lee HA, Ju Moon S, Yoo H, et al. YH12852, a Potent and selective receptor agonist of 5-hydroxytryptamine, increased gastrointestinal motility in healthy volunteers and patients with functional constipation. Clin Transl Sci 2021; **14**: 625-634（ランダム）

22）Choi CH, Kwon JG, Kim SK, et al. Efficacy of combination therapy with probiotics and mosapride in patients with IBS without diarrhea: a randomized, double-blind, placebo-controlled, multicenter, phase Ⅱ trial. Neurogastroenterol Motil 2015; **27**: 705-716（ランダム）

慢性便秘症に漢方薬は有効か？

回　答

● 慢性便秘症の治療薬として一部の漢方薬は有効である.

解説

　漢方薬は，複数の生薬の組み合わせでつくられており，含まれる生薬とその分量比によって作用が異なる. 腸管運動亢進作用を有する生薬には大黄と山椒がある. 大黄の成分はセンノシドAを中心としたセンノシド類であるため，刺激性下剤に準じた副作用を念頭に置く必要がある（BQ 5-5 参照）. 表1に日常臨床で便秘，腹痛，腹部膨満感に対して頻用される漢方薬を提示する[1].

　慢性便秘症に適応を有する漢方薬は多数存在するが，その有用性を証明するRCTなどのエビデンスレベルの高い報告は少ない. 1994年に行われた大黄甘草湯の常用量・1/3用量・プラセボを用いた二重盲検無作為化比較試験で，常用量群がプラセボ群と比較して有意に有効であることが示された[2]. 2016年にHiroseらは，酸化マグネシウムやセンナ不応性の慢性便秘症患者に対して大黄甘草湯の効果を検討し，対象患者の80％以上に24時間以内の排便がみられること，さらに有意な排便頻度を増加させることを示した[3]. 2015年以降，便秘症状を有する透析患者やパーキンソン病患者に対して麻子仁丸，便秘症状を有する維持透析患者に対して潤腸湯，便秘症状を有する妊婦に対して調胃承気湯の効果を検討した一連の研究が本邦から報告された. いずれもサンプルサイズの小さな前後比較研究であるが，便秘症状改善に有効という結果であった[4~7]. ただし，調胃承気湯に含まれる大黄と芒硝は子宮収縮作用があるため妊婦には投与しないことが望ましい.

　大建中湯は腹部膨満や麻痺性イレウスに対する適応を有する漢方薬で，正確には慢性便秘症に対する適応はないが，日常診療でしばしば経験的に使用されている. 2010年にManabeらは健常人60人に大建中湯（7.5g/日，15g/日）とプラセボを投与し，大建中湯7.5g/日投与により上行結腸通過時間がプラセボより有意に短縮したと報告した[8]. Sakakibaraらは便秘症状を有するパーキンソン病患者など10名に大建中湯を使用したところ，使用前と比較し排便回数と排便困難感の改善，大腸通過時間の短縮，直腸の収縮力の増強がみられたと報告した[9]. Horiuchiらは，センノシド使用中の慢性便秘症患者の22名に対して大建中湯を使用したところ，排便頻度やセンノシドの使用量に有意な変化はなかったが，膨満感と腹痛の有意な改善がみられた[10]. その後，Numataらは脳卒中後の慢性便秘症患者34名を無作為に従来の便秘治療のみの群と従来の便秘治療に大建中湯15g/日を追加した群に割り付け4週間後に評価したところ，大建中湯追加により有意な便秘症状改善と腸ガス量減少が生じたと報告した[11]. 2015年にYukiらは，必要に応じて下剤を使用している腹部膨満症状がある便秘症患者10名に対して，大建中湯を使用したところ，使用前後で便回数および便形状は変化しなかったが，Gastrointestinal Symptoms Rating Scaleの消化不良スコアと便秘スコアの有意な低下を認めた[12]. 2016年にTsudaらは便秘症状を有する妊婦に対する大建中湯の有用性を調べた結果，安全かつ症状軽減に有効であると報告した[13]. さらに2018年にHiroseらは，33人の慢性便秘症患者に大建中湯を使用したとこ

第5章　内科的治療

表1 日常臨床で頻用される漢方薬

使用目標	適応症	処方名	一日量あたりの重要生薬* (g)								下剤としてのタイプ	特徴
			大黄	芒硝	枳実	麻子仁	当帰	芍薬	山椒	甘草		
便秘に対する基本処方	便秘	大黄甘草湯	4	-	-	-	-	-	-	2	大腸刺激性	・大黄の含有量が多い。大黄の主成分はセンノシドである。 ・甘草の含有割合が高く 甘味があり飲みやすい。
いらいらを伴う症状を有する患者向け	便秘	桃核承気湯	3	0.9	-	-	-	-	-	1.5	大腸刺激+塩類下剤	・大黄に加えて、芒硝（硫酸ナトリウム）を含有し、酸化マグネシウムと同様に塩類下剤（高浸透圧）としての作用が期待される。 ・女性で比較的体力があり、のぼせや便秘しがちなタイプが漢方的な使用目標とされる。
	便秘	防風通聖散	1.5	0.7	-	-	1.2	1.2	-	2	大腸刺激+塩類下剤	・大黄に加えて、芒硝（硫酸ナトリウム）を含有し、酸化マグネシウムと同様に塩類下剤としての作用が期待される。 ・褐色脂肪組織の活性化した肥満に対する効果が報告されていることから、肥満を伴う便秘症に使用されるケースが多い。
	便秘	調胃承気湯	2	0.5	-	-	-	-	-	1	大腸刺激+塩類下剤	・大黄に加えて、芒硝（硫酸ナトリウム）を含有し、酸化マグネシウムと同様に塩類下剤（高浸透圧）としての作用が期待される。
高齢者向け	便秘	潤腸湯	2	-	2	2	3	-	-	1.5	クロライドチャネル刺激	・クロライドチャネルCFTR活性化作用による腸管水分量増加作用、腸管輸送促進作用を示すとともに、大黄による大腸刺激性の排便の誘発が期待される。
	便秘	麻子仁丸	4	-	2	5	-	2	-	2	軟化作用	・甘草を含有しないことから精油の リスクが少ない。 ・麻子仁に含まれる脂肪油・精油によって便軟化作用が期待される。 ・腸管の過緊張や痙攣に伴い痙攣便を呈しコロコロした乾燥便を呈した場合に効果的と考えられる。
平滑筋の緊張に伴う腹痛を訴える患者向け	便秘	桂枝加芍薬大黄湯	2	-	-	-	-	6	-	2	整腸作用	・芍薬は平滑筋の緊張をやわらげる作用がある。 ・便秘型過敏性腸症候群が疑われる場合、痛みの軽減に加えて排便が期待される。
	腹痛	桂枝加芍薬湯	-	-	-	-	-	6	-	2	整腸作用	・芍薬は平滑筋の緊張をやわらげる作用がある。 ・大黄を含有せずマイルドな整腸作用が期待される。 ・痛みを伴う交代型IBSに効果が期待される。
腹痛膨満感を訴える患者向け	腹痛腹部膨満感	大建中湯	-	-	-	-	-	-	2	-	消化管運動促進、血流増加	・大黄を含有せずマイルドな整腸作用が期待される。 ・腹部膨満を伴う便秘に効果的。 ・便秘患者の大腸管腔内圧を下げることで便意を感じやすくする効果が期待される。
上腹部の張りを訴える患者向け	便秘	大柴胡湯	1	-	2	-	-	3	-	-	大腸刺激性+消化管運動促進	・体力が充実して、腹満からみぞおちあたりにかけて苦しく、便秘の傾向があるものの次の諸症状：胃炎、常習便秘や肥満に伴う肩こり、頭痛、神経症、肥満症に効果あり。
薬理作用など			瀉下（センノシド）	瀉下（硫酸ナトリウム）	消化管運動亢進作用	潤腸瀉下	潤腸瀉下	鎮痛・鎮痙	消化管運動亢進作用	抗炎症 低カリウム血症注意		

大黄・芒硝は妊婦に注意
*：ツムラ株式会社の生薬量を示す。含まれる生薬量はメーカーにより異なる
（日本消化器病学会関連研究会 慢性便秘の診断・治療研究会（編）．慢性便秘症診療ガイドライン2017より作成）

ろ排便頻度の増加がみられたと報告した[14]. いずれの報告も対象患者数が少ない研究であるが, 大建中湯は併存疾患を有する患者を含む慢性便秘症患者の症状改善に有用であると考えられる.

文献

1) 日本消化器病学会関連研究会 慢性便秘の診断・治療研究会（編）. 慢性便秘症診療ガイドライン 2017. 南江堂, 東京, 2017（ガイドライン）
2) 三好秋馬, 正宗 研, 福富久之, ほか. ツムラ大黄甘草エキス顆粒（医療用）(TJ-84) の二重盲検法のよる便秘症に対する臨床効果. 消化器科 1994; **18**: 299-312（ランダム）
3) Hirose T, Shinoda Y, Yoshida A, et al. Efficacy of daiokanzoto in chronic constipation refractory to first-line laxatives. Biomed Rep 2016; **5**: 497-500（ケースシリーズ）
4) 前田陽一郎, 金宮健翁, 乾 恵美, ほか. 透析患者の便秘に対する漢方—麻子仁丸の有効性. 漢方と最新治療 2016; **25**: 39-42（ケースシリーズ）
5) 中江啓晴, 小菅孝明, 熊谷由紀絵, ほか. パーキンソン病の便秘に対する麻子仁丸の有効性. 日本東洋医学雑誌 2016; **67**: 131-136（ケースシリーズ）
6) 福原慎也, 千福貞博. 維持透析患者のおける便秘ならびに気鬱に対する潤腸湯の改善効果. 日本東洋医学雑誌 2015; **66**: 296-301（ケースシリーズ）
7) 武田智幸, 谷垣衣理. 杉尾明香, ほか. 酸化マグネシウム製剤による治療を行った妊婦の便秘症患者のなかで, 排便コントロールが不良であった症例に対する調胃承気湯の治療効果. 産婦人科漢方研究のあゆみ 2021; **37**: 94-98（ケースシリーズ）
8) Manabe N, Camilleri M, Rao A, et al. Effect of daikenchuto (TU-100) on gastrointestinal and colonic transit in humans. Am J Physiol Gastrointest Liver Physiol 2010; **298**: G970-G975（ランダム）
9) Sakakibara R, Odaka T, Lui Z, et al. Dietary herb extract dai-kenchu-to ameliorates constipation in parkinsonian patients (Parkinson's disease and multiple system atrophy). Mov Disord 2005; **20**: 261-262（横断）
10) Horiuchi A, Nakayama Y, Tanaka N. Effect of traditional Japanese medicine, Daikenchuto (TJ-100) in patients with chronic constipation. Gastroenterology Res 2010; **3**: 151-155（ランダム）
11) Numata T, Takayama S, Tobita M, et al. Traditional Japanese medicine daikenchuto improves functional constipation in poststroke patients. Evid Based Complement Alternat Med 2014; **2014**: 231258（ランダム）
12) Yuki M, Komazawa Y, Kobayashi Y, et al. Effects of Daikenchuto on abdominal bloating accompanied by chronic constipation: a prospective, single-center randomized open trial. Curr Ther Res Clin Exp 2015; **77**: 58-62（ケースシリーズ）
13) Tsuda H, Kotani T, Sumigama S, et al. Efficacy and safety of daikenchuto (TJ-100) in pregnant women with constipation. Taiwan J Obstet Gynecol 2016; **55**: 26-29（ケースシリーズ）
14) Hirose T, Shinoda Y, Kuroda A, et al. Efficacy and safety of Daikenchuto for constipation and dose-dependent differences in clinical effects. Int J Chronic Dis 2018; **2018**: 1296717（ケースシリーズ）

BQ 5-8

慢性便秘症に浣腸，坐剤，摘便，逆行性洗腸法は有効か？

回答

● 慢性便秘症に浣腸，坐剤，摘便，逆行性洗腸法は有効である．ただし，適宜使用とし，可能な限り連用は避ける．

解説

　浣腸としてグリセリンはその瀉下作用と腸管の収縮力の増大作用により排便を促進する[1]．しかし，連用による耐性の増大などのため効果が減弱し，薬剤に頼りがちになることがあるので長期連用は避けることが望ましい．また，グリセリンの注入時に直腸粘膜を損傷し，出血がみられた場合にはグリセリンが血管内に入り，溶血を起こすおそれがあるために直腸内にグリセリンを挿入する場合は慎重に行わなければならない．

　坐剤として炭酸水素ナトリウム・無水リン酸二水素ナトリウム配合錠があり，これを直腸内に挿入すると微細な球の状態で発生した炭酸ガスが遠位結腸・直腸を物理的に刺激することによって排便を促すとされている[2]．効果の発現は10〜30分後とされ，速やかに排便を促したいときなどにも使用される．また，ビサコジル坐剤は結腸・直腸の粘膜に選択的に作用し腸管の蠕動を促進する作用[3]と腸粘膜への直接作用により排便反射を刺激する2つの作用[4]が報告されている．また，結腸腔内における水分の吸収を抑制し，内容積を増大するとも報告されている[5]．

　摘便とは自発排便ができない患者や麻痺や直腸肛門機能障害があるなどの理由で腹圧がかけられない患者に対して便を用手的に排出するケアである．特に肛門付近で硬い便があり，排泄できないという fecal impaction（糞便塞栓）の場合によく行われる．

　逆行性洗腸法とは経肛門的洗腸療法とも呼ばれ，1〜2日に1回500〜1,500 mL の微温湯を経肛門的に直腸内に注入して直腸と左側結腸を可及的に空虚化することによって便失禁を防いだり，便秘症状を改善したりする治療法である[6]．重度の便失禁や慢性便秘症の患者が適応となり，特に便失禁と慢性便秘症の両症状を有することが多い二分脊椎症を患う小児や脊髄障害患者に用いられることが多い[6]．治療効果は便排出障害の患者では65％，直腸低位前方切除術後または回腸嚢肛門（管）吻合術後の患者では79％に認められた[7]．しかしながら高率（9.4％）に大腸穿孔がみられることが問題である[6]．

　浣腸，坐剤，摘便，逆行性洗腸法は，いずれも直腸内に糞便が貯留していないと排便効果は期待できないため，事前に直腸診，腹部単純X線検査および超音波検査などで直腸内に貯留する糞便の程度を評価したうえで適応を検討すべきである．本邦では坐剤および浣腸が濫用されることによる処置依存症や薬剤の過剰投与が問題となっている．排便リズムの回復を認めたら，薬剤は適宜漸減や中止すべきである．

文献

1) 帝國製薬株式会社　社内資料　［GE001］（薬効や薬理に関する資料）
2) Glässner K. Pepsintherapie des Magen- und Duodenalgeschwürs. Archiv für verdauungskrankheiten 1931; **49**: 55-67

3) Schmidt L. Verlag für Medizin nud Naturwissenschaften: Arzneim Forsch 1953; **3**: 19-23

4) Marino A. Clin Terap Giugno 1956; **10**: 642

5) Ewe K. European journal of clinical investigation. 1972; **2**: 283

6) 味村俊樹, 角田明良, 仙石　淳. 難治性排便障害に対する経肛門的洗腸療法―前向き多施設共同研究. 日本大腸肛門病会誌 2018; **71**: 70-85（コホート）

7) Gosselink MP, Darby M, Zimmerman DD, et al. Long-term follow-up of retrograde colonic irrigation for defaecation disturbances. Colorectal Dis 2005; **7**: 65-69（横断）

第5章　内科的治療

慢性便秘症に心理療法は有効か？

回 答
●慢性便秘症に心理療法は有効である可能性がある.

解説

　これまで一次性慢性便秘症のなかで，機能性便秘症に対する心理療法の有効性を検討した報告はほとんどないが，過敏性腸症候群に対する心理療法の有効性は数多く報告されている.

　過敏性腸症候群に対する心理療法には，認知行動療法（cognitive behavioral therapy），リラクセーション，催眠療法（hypnotherapy），マインドフルネス療法，ストレスマネージメント，力動的精神療法（dynamic psychotherapy）などがある．2019 年に Ford らが報告したメタアナリシス[1] では，便通タイプを問わない過敏性腸症候群患者に対する心理療法全体の number needed to treat（NNT）は 4（95％CI 3.5～5.5）であった．特に，過敏性腸症候群に対する認知行動療法，自律訓練法を含むリラクセーション，催眠療法，力動的精神療法は，対照治療に比較してそれぞれ有意な症状改善効果を認めた．加えて，便秘型過敏性腸症候群の女性患者のみを対象とした 8 回のセッションからなる認知行動療法は対照治療と比較して消化器症状，不安症状，抑うつ症状の有意な改善を認めた[2].

　以上より，一部の慢性便秘症，なかでも消化器症状に心理社会的要因が大きく関連している病態に対して心理療法は有用であると考えられる．しかし，心理療法自体による慢性便秘症に対する大腸通過時間遅延あるいは直腸肛門機能異常の改善効果についてはほとんど評価されていない[3].各種心理療法がどのような患者に対して有用であるかのみならず，消化管機能をどのように変容するかについても今後明らかにされるべきである.

文献

1) Ford AC, Lacy BE, Harris LA, et al. Effect of antidepressants and psychological therapies in irritable bowel syndrome: an updated systematic review and meta-analysis. Am J Gastroenterol 2019; **114**: 21-39（メタ）

2) Jang A, Hwang SK, Padhye NS, et al. Effects of cognitive behavior therapy on heart rate variability in young females with constipation-predominant irritable bowel syndrome: a Parallel-group trial. J Neurogastroenterol Motil 2017; **23**: 435-445（ランダム）

3) Whitehead WE, di Lorenzo C, Leroi AM, et al. Conservative and behavioural management of constipation. Neurogastroenterol Motil 2009; **21**（Suppl 2）: 55-61

CQ 5-4

オピオイド誘発性便秘症に対する治療法は何か？

推奨

● オピオイド誘発性便秘症が疑われる患者には，浸透圧性下剤，刺激性下剤，ナルデメジンあるいはルビプロストンが有効である．ただし，下剤は個々の病態を鑑みながら，その安全性やコスト，投与されているオピオイドの種類なども考慮し検討する．

【推奨の強さ：―（推奨なし），エビデンスレベル：C】

解説

　がん患者や非がん患者の痛みに対して広く使用されているオピオイドの代表的な副作用のひとつとして便秘がある．オピオイドによる便秘はオピオイド誘発性便秘症（opioid-induced constipation：OIC）と呼ばれ，オピオイドを使用しているがん患者の60〜90％に出現することが報告されている[1]．オピオイドは中枢のオピオイド受容体に結合することで鎮痛効果を発揮するが，オピオイドが消化管のμオピオイド受容体に結合すると，腸管蠕動低下や腸液分泌の減少，水分吸収の亢進が引き起こされ便秘にいたると考えられている（BQ 3-5参照）．なお，トラマドールは弱オピオイドであり麻薬指定を受けていないが，日常診療でよく使用されるため注意が必要である．がん患者の慢性便秘症は，食事量の低下，オピオイド以外の薬剤などが原因の場合もあり，個々の病態に応じて下剤を選択する必要がある．

　浸透圧性下剤や刺激性下剤は，安全性が高く，コストも安いため，OICにおいて好ましい薬剤と考えられる．ポリエチレングリコールは，OICの症状の改善においてプラセボに対する優越性が証明されている[2]．ただし，本邦で広く使用されている酸化マグネシウムには高マグネシウム血症の副作用があり，担癌患者では腎機能障害を合併していることが多いこともあり，使用には注意が必要である．クレアチニンクリアランスが30 mL/min未満の場合は禁忌とされており[3]，一般に日常診療で行われているe-GFRが30 mL/min/1.73m² 未満の患者への投与は慎むべきである．OICの治療における刺激性下剤の有効性および安全性を評価するための臨床試験は実施されていないが，これまでの慢性便秘における対照試験の結果より有効性が示されている．ただし，高用量の刺激性下剤を長期連用しないように注意が必要である．

　末梢性μオピオイド受容体拮抗薬は腸管上にあるオピオイド受容体に結合し，オピオイドの結合を阻害することで，OICを治療する．本邦で使用できるナルデメジンは，脳血液関門の通過が難しい構造を持つため，中枢性鎮痛に影響を与えることなくOICを治療することができる薬剤である[4]．ナルデメジンは12週，52週いずれの検討においてもプラセボに対して有意な症状の改善が認められた[5,6]．また，両検討において，有害事象も検討され，下痢，悪心，腹痛などの消化器系に関連する副作用はナルデメジン群でより多く認められたが，その程度は軽度から中等度であった[5,6]．本邦で行われた第Ⅲ相臨床試験でもナルデメジン群はプラセボ群と比較して，有意に1週間の自発排便回数が改善した．副作用は43.3％に認め，主な症状は下痢，腹痛であった[7]．

　ルビプロストンは米国ではOICの治療薬として承認されており，プラセボと比較して便秘症

第5章　内科的治療

状を有意に改善したと報告されている[8,9]. ただし，メサドン投与中の患者には，ルビプロストンを投与しても便秘症状の改善がなかったとする報告もあり，オピオイドの種類の違いにも注意が必要である[10].

　OIC に対しては浸透圧性下剤や刺激性下剤，ナルデメジン，ルビプロストンの投与を，個々の病態を鑑み，その安全性やコスト，投与されているオピオイドの種類も考慮しながら検討していくのがよいと考えられる.

文献

1) Yang P, Wang Y, Xiao Y, et al. Acupuncture for opioid-induced constipation: Protocol for a systematic review and meta-analysis. Medicine (Baltimore) 2020; **99**: e23352（メタ）
2) Freedman MD, Schwartz HJ, Roby R, et al. Tolerance and efficacy of polyethylene glycol 3350/electrolyte solution versus lactulose in relieving opiate induced constipation: a double-blinded placebo-controlled trial. J Clin Pharmacol 1997; **37**: 904-907（メタ）
3) Guerrera MP, Volpe SL, Mao JJ. Therapeutic uses of magnesium. Am Fam Physician 2009; **80**: 157-162
4) De Giorgio R, Zucco FM, Chiarioni G, et al. Management of opioid-induced constipation and bowel dysfunction: expert opinion of an italian multidisciplinary panel. Adv Ther 2021; **38**: 3589-3621（ガイドライン）
5) Hale M, Wild J, Reddy J, et al. Naldemedine versus placebo for opioid-induced constipation (COMPOSE-1 and COMPOSE-2): two multicentre, phase 3, double-blind, randomised, parallel-group trials. Lancet Gastroenterol Hepatol 2017; **2**: 555-564（メタ）
6) Webster LR, Nalamachu S, Morlion B, et al. Long-term use of naldemedine in the treatment of opioid-induced constipation in patients with chronic noncancer pain: a randomized, double-blind, placebo-controlled phase 3 study. Pain 2018; **159**: 987-994（メタ）
7) Katakami N, Oda K, Tauchi K, et al. Phase Ⅱb, randomized, double-blind, placebo-controlled study of naldemedine for the treatment of opioid-induced constipation in patients with cancer. J Clin Oncol 2017; **35**: 1921-1928（メタ）
8) Cryer B, Katz S, Vallejo R, et al. A randomized study of lubiprostone for opioid-induced constipation in patients with chronic noncancer pain. Pain Med 2014; **15**: 1825-1834（メタ）
9) Jamal MM, Adams AB, Jansen JP, et al. A randomized, placebo-controlled trial of lubiprostone for opioid-induced constipation in chronic noncancer pain. Am J Gastroenterol 2015; **110**: 725-732（メタ）
10) Spierings ELH, Drossman DA, Cryer B, et al. Efficacy and safety of lubiprostone in patients with opioid-induced constipation: Phase 3 study results and pooled analysis of the effect of concomitant methadone use on clinical outcomes. Pain Med 2018; **19**: 1184-1194（メタ）

ルビプロストン，リナクロチド，エロビキシバットを用いるべき臨床的特徴は何か？

回　答

● ルビプロストン，リナクロチド，エロビキシバットを用いるべき臨床的特徴は明らかになっておらず，今後のさらなる検討が必要と考えられる．

解説

　クロライドチャネルアクチベーターであるルビプロストン，グアニル酸シクラーゼC受容体アゴニストであるリナクロチド，胆汁酸トランスポーター阻害薬であるエロビキシバットが保険適用になり，慢性便秘症治療の幅が広がった．ルビプロストンは，慢性便秘症治療薬として長期使用可能なプロスタグランジン由来の中鎖脂肪酸トリグリセリドである．ルビプロストンは，腸管内のクロライドイオンの分泌を高め，水とナトリウムの受動的な流入をもたらし，大腸輸送時間の短縮をもたらす．ルビプロストンは，慢性便秘症，便秘型過敏性腸症候群およびオピオイド誘発性便秘症の患者を対象とした無作為化二重盲検プラセボ対照試験のメタアナリシスにおいて，その有効性が示されるとともに，重篤な副作用がないことも示されている[1,2]．リナクロチドはグアニル酸シクラーゼCの活性化によって放出されるcGMPにより，内臓侵害刺激線維の発火率を低下させ，内臓痛を緩和させることが明らかとなっている[3]．エロビキシバットは，大腸に流入する胆汁酸を増やすことで大腸蠕動亢進と便の軟化を促す作用がある[4]．これら薬剤それぞれの慢性便秘症に対する有用性については他CQで検討されているとおりである．上記薬剤はそれぞれ作用機序が異なるが，どういった臨床的特徴を有する症例に対して，どの薬剤を用いるべきかという点についての方針は確立していないのが現状である．

　現在までのところ，ルビプロストンの有効群では男性が多く，BMIが18.5より高い症例が多いことが報告されている[5]．リナクロチドは大規模な無作為化比較試験において，便秘型過敏性腸症候群患者における腹痛，便秘，腹部膨満感を有意に改善することが示されている[6]．作用機序から考えると便秘型過敏性腸症候群などのような感覚過敏が関与する病態においてより適していると考えられる．エロビキシバットは作用機序から考えると大腸運動が低下している病態においてより適していると考えられる．

　有害事象（下痢，悪心）に関連する因子として，ルビプロストンでは下痢が65歳以上であること，悪心が女性，65歳未満であることが報告され[7,8]，高血圧患者では悪心が起きにくいことも報告されている[5]．リナクロチドについては機能性便秘症よりも便秘型過敏性腸症候群のほうが下痢のリスクが高いこと[9]，エロビキシバットにおいて有害事象は74歳以下と比べると75歳以上で有意に少ないことが報告されている[10]．また注意事項として，ルビプロストンは動物実験で流産が報告されているため，妊娠する可能性がある女性には禁忌である．

　有害事象に関連する因子の検討については，複数薬剤での比較試験でも行われているが，悪心はエロビキシバット10mgがルビプロストン48μgより少ないこと[11]，リナクロチドとルビプロストンの2剤の比較ではリナクロチドのほうが不耐による内服中断が多かったと報告されている[12]．

上記 3 剤を含むメタアナリシスによる検討では自発排便回数，完全自発排便回数の変化はルビプロストン，リナクロチド，エロビキシバットの 3 剤について同等であったことが報告されている [13]．

　また，上記 3 剤を含むネットワークメタアナリシスによる検討では週 3 回以上の完全自発排便回数の変化は同等であったこと [14]，1 週間以内の自発排便回数，完全自発排便回数の増加，自発排便回数出現までの時間についてはエロビキシバット 10 mg が最も優れており，24 時間以内に自発排便回数が得られる患者の割合についてはルビプロストン 48 μg が最も優れていること [15] が報告されている．

　以上より，ルビプロストン，リナクロチド，エロビキシバットを用いるべき臨床的特徴は明らかになっておらず，今後のさらなる検討が必要と考えられる．

文献

1) Passos MDCF, Takemoto MLS, Corradino GC, Guedes LS. Systematic review with meta-analysis: lubiprostone efficacy on the treatment of patients with constipation. Arq Gastroenterol 2020; **57**: 498-506（メタ）
2) Li F, Fu T, Tong WD, et al. Lubiprostone is effective in the treatment of chronic idiopathic constipation and irritable bowel syndrome: a systematic review and meta-analysis of randomized controlled trials. Mayo Clin Proc 2016; **91**: 456-468（メタ）
3) Castro J, Harrington AM, Hughes PA, et al. Linaclotide inhibits colonic nociceptors and relieves abdominal pain via guanylate cyclase-C and extracellular cyclic guanosine 3',5'-monophosphate. Gastroenterology 2013; **145**: 1334-1346 e1-11（横断）
4) Taniguchi N, Yano T, Imaizumi M, et al. Elobixibat, an ileal bile acid transporter inhibitor, induces giant migrating contractions during natural defecation in conscious dogs. Neurogastroenterol Motil 2018; **30**: e13448（ランダム）
5) Handa Y, Fukushima S, Yo S, et al. Evaluation of efficacy and safety of lubiprostone in patients with chronic constipation. Scand J Gastroenterol 2021; **56**: 1140-1145（コホート）
6) Chang L, Lacy BE, Moshiree B, et al. Efficacy of linaclotide in reducing abdominal symptoms of bloating, discomfort, and pain: a phase 3B trial using a novel abdominal scoring system. Am J Gastroenterol 2021; **116**: 1929-1937（ランダム）
7) Eguchi T, Yoshizaki T, Takagi M, et al. Risk factors for adverse events in patients with chronic constipation following lubiprostone administration. Dig Dis 2021; **39**: 10-15（コホート）
8) Cryer B, Drossman DA, Chey WD, et al. Analysis of nausea in clinical studies of lubiprostone for the treatment of constipation disorders. Dig Dis Sci 2017; **62**: 3568-3578（コホート）
9) Videlock EJ, Cheng V, Cremonini F. Effects of linaclotide in patients with irritable bowel syndrome with constipation or chronic constipation: a meta-analysis. Clin Gastroenterol Hepatol 2013; **11**: 1084-1092（メタ）
10) Tomie A, Yoshida N, Kugai M, et al. The Efficacy and safety of elobixibat for the elderly with chronic constipation: a multicenter retrospective cohort study. Gastroenterol Res Pract 2020; **2020**: 9656040（コホート）
11) Eguchi T, Yoshizaki T, Ikeoka S, et al. Real-world comparison of elobixibat and lubiprostone treatment in patients with chronic constipation: a propensity score-matched analysis. Dig Dis 2021; **39**: 341-350（コホート）
12) Shah ED, Suresh S, Jou J, et al. Evaluating when and why patients discontinue chronic therapy for irritable bowel syndrome with constipation and chronic idiopathic constipation. Am J Gastroenterol 2020; **115**: 596-602（コホート）
13) Zhang Y, Yin F, Xu L, et al. Comparative efficacy of drugs for the treatment of chronic constipation: quantitative information for medication guidelines. J Clin Gastroenterol 2020; **54**: e93-e102（メタ）
14) Nelson AD, Camilleri M, Chirapongsathorn S, et al. Comparison of efficacy of pharmacological treatments for chronic idiopathic constipation: a systematic review and network meta-analysis. Gut 2017; **66**: 1611-1622（メタ）
15) Nakajima A, Shoji A, Kokubo K, et al. A systematic review and network meta-analysis on the efficacy of medications in the treatment of chronic idiopathic constipation in Japan. Gastroenterol Res Pract 2021; **2021**: 5534687（メタ）

慢性便秘症にバイオフィードバック療法は有効か？

回答

● 骨盤底筋協調運動障害による慢性便秘症に対して，バイオフィードバック療法は有効である．しかしながらその専門性が高いため専門的に行っている施設での治療が推奨される．

解説

　慢性便秘症のなかで，骨盤底筋（肛門挙筋や肛門括約筋など）の協調運動障害とは怒責時に弛緩すべき恥骨直腸筋や外肛門括約筋を逆に収縮させてしまうことにより，排便困難や残便感をきたす病態である[1]．この協調運動障害の診断には直腸指診，肛門筋電計，排便造影検査，直腸肛門内圧検査などが有用であるが，なかでも直腸肛門内圧検査は直腸内圧と肛門内圧の定量化により，協調運動障害を詳細に細分化できる[2]．

　慢性便秘症におけるバイオフィードバック療法（biofeedback therapy：BT）の有効性は 1987 年にはじめて報告された[3]．これは「意識にのぼらない生体情報を工学的な手段によって意識上にフィードバックすることにより，体内状態を意識的に調節することを可能とする技術や現象の総称」である[1]．具体的には，肛門内圧計，肛門筋電計，直腸バルーンなどを用いて視覚的に患者に自分自身の肛門の動きを意識化させることによって，骨盤底筋協調運動障害の改善を目的とする一種のリハビリテーション療法である[1]．この BT には肛門筋電計や肛門内圧計を用いて怒責時に骨盤底筋が正常に弛緩するように自己学習させる骨盤底筋弛緩訓練と，直腸バルーンを用いて骨盤底筋の動きを患者に自覚させると同時にそのバルーンを正常に排出できるように指導するバルーン排出訓練がある[4]．筋電図計を用いた BT とバルーン排出訓練との比較では Glia ら[5] は筋電図を用いた BT のほうが効果が高いと報告している一方で，Koutsomanis ら[6] は両群間で差はないとしている．

　Heymen ら[7] のシステマティックレビューによると便秘に対する BT の文献は 38 件あり，便秘症状の改善率は約 70％と報告している．Chiarioni ら[8] は種々の下剤治療に比して筋電図 BT のほうが有意に治療効果が高いことを報告した．また Rao ら[9] は sham フィードバックに比して BT のほうが有意に治療効果が高いことを報告した．これらの RCT をメタアナリシスした報告では骨盤底筋協調運動障害に対する BT はオッズ比 3.7 から 5.9 で他の治療法に比して治療効果が有意に高いことが示されている[10, 11]．

　BT の適応として大腸通過遅延型の慢性便秘症にも有効との報告[12] があるが，Chiarioni ら[13] の肛門筋電計を用いた研究では骨盤底筋協調運動障害の患者では 71％に有効であったが大腸通過遅延型の慢性便秘症の患者では 8％にしか有効ではなかったとの報告もあり，BT の適応としては骨盤底筋協調運動障害の患者を対象とすべきと考えられる．平井ら[14] の研究によると骨盤底筋協調運動障害の患者を対象とした肛門筋電計を用いた BT は便秘の症状重症度スコアである Constipation Scoring System（CSS）スコアや便排出障害症状に特化した Obstructed Defecation Syndrome（ODS）スコアが有意に改善しただけでなく便秘に関係する生活の質である Patient Assessment of Constipation Quality of Life（PAC-QOL）の overall も有意に改善したとの報告も

みられる．

文献

1) 日本消化器病学会関連研究会 慢性便秘の診断・治療研究会（編）．慢性便秘症診療ガイドライン 2017．南江堂．東京．2017（ガイドライン）
2) Rao SS, Patcharatrakul T. Diagnosis and treatment of dyssynergic defecation. Neurogastroenterol Motil 2016; **22**: 423-435
3) Bleijenberg G, Kuijpers HC. Treatment of the spastic pelvic floor syndrome with biofeedback. Dis Colon Rectum 1987; **30**: 108-111（横断）
4) 味村俊樹．骨盤底筋協調運動障害を呈する便排出障害型便秘症に対する直腸バルーン排出訓練によるバイオフィードバック療法の効果に関する検討．バイオフィードバック研究 2011; **38**: 43-50（横断）
5) Glia A, Gylin M, Gullberg K, et al. Biofeedback retraining in patients with functional constipation and paradoxical puborectalis contraction: comparison of anal manometry and sphincter electromyography for feedback. Dis Colon Rectum 1997; **40**: 889-895（ランダム）
6) Koutsomanis D, Lennard-Jones JE, Roy AJ, et al. Controlled randomized trial of visual biofeedback versus muscle training without a visual display for intractable constipation. Gut 1995; **37**: 95-99（ランダム）
7) Heymen S, Jones KR, Scarlett Y, et al. Biofeedback treatment of constipation: a critical review. Dis Colon Rectum 2003; **46**: 1208-1217（メタ）
8) Chiarioni G, Whitehead WE, Pezza V, et al. Biofeedback is superior to laxatives for normal transit constipation due to pelvic floor dyssynergia. Gastroenterology 2006; **130**: 657-664（ランダム）
9) Rao SS, Kinkade KJ, Schulze KS, et al. Biofeedback therapy (BT) for dyssynergic constipation: randomized controlled trial. Gastroenterology 2005; **128** (Suppl 2): A269
10) Koh CE, Young CJ, Young JM, et al. Systematic review of randomized controlled trials of the effectiveness of biofeedback for pelvic floor dysfunction. Br J Surg 2008; **95**: 1079-1087（ランダム）
11) Enck P, Van der Voort IR, Klosterhalfen S. Biofeedback therapy in fecal incontinence and constipation. Neurogastroenterol Motil 2009; **21**: 1133-1141
12) Chiotakakou-Faliakou E, Kamm MA, Roy AJ, et al. Biofeedback provides long-term benefit for patients with intractable, slow and normal transit constipation. Gut 1998; **42**: 517-521（コホート）
13) Chiarioni G, Salandini L, Whitehead WE. Biofeedback benefits only patients with outlet dysfunction, not patients with isolated slow transit constipation. Gastroenterology 2005; **129**: 86-97（コホート）
14) 平井菜穂．角田明良．骨盤底筋協調運動障害を呈する便排出障害には肛門筋電計を用いたバイオフィードバック療法が有用である．日本ストーマ・排泄会誌 2020; **36**: 106-113（横断）

BQ 5-11

慢性便秘症に順行性洗腸法（antegrade continence enema：ACE）は有効か？

> **回答**
>
> ● 順行性洗腸法は，保存的療法が無効か継続困難な便秘症に対して，人工肛門や大腸切除の手術を回避するための外科的治療法として有効である．しかしながらその専門性が高いため専門的に行っている施設での治療が推奨される．

解説

　順行性洗腸法（antegrade continence enema：ACE）は，開腹，腹腔鏡手術[1]や大腸内視鏡を用いて虫垂瘻あるいは盲腸瘻を造設し，そこから巡行性に洗腸して大腸を定期的に空虚にすることによって，便秘症の便排出障害を改善する治療法である[2]．ACE は，逆行性洗腸法を含めて保存的療法が無効か継続困難な便秘症が対象で，人工肛門などの精神的あるいは身体的に侵襲の高い手術を回避するための外科的治療法である．高度な大腸通過遅延型便秘[3]や便排出障害[4]にも適応がある．

　虫垂瘻あるいは盲腸瘻を造設する方法として，虫垂を使用したり盲腸にバルーンカテーテルを留置したりする方法があるが，狭窄や肉芽形成，創感染の合併症が多い[5]．本邦において保険適用はないが，大腸内視鏡と胃瘻用キットを用いて盲腸瘻を造設する内視鏡的盲腸瘻造設術が簡便かつ低侵襲で合併症も少ない[6]．

　洗腸は，毎日あるいは隔日で行うことが多く，洗腸液として 100～1,000 mL の水道水や 100～150 mL の 50％グリセリン浣腸液が用いられている[6]．

文献

1) DeFreest L, Smith J, Whyte C. Laparoscopic-assisted percutaneous cecostomy for antegrade continence enema. J Laparoendosc Adv Surg Tech A 2014; **24**: 261-264（コホート）
2) Abildgaard HA, Børgager M, Ellebæk MB, et al. Ileal neoappendicostomy for antegrade colonic enema (ACE) in the treatment of fecal incontinence and chronic constipation: a systematic review. Tech Coloproctol 2021; **25**: 915-921（メタ）
3) Rongen MJGM, van der Gerritsen A, Baeten CGMI. Cecal access for antegrade colon enemas in medically refractory slow-transit constipation: a prospective study. Dis Colon Rectum 2001; **44**: 1644-1649（コホート）
4) Hirst GR, Arumugam PJ, Watkins AJ. Antegrade continence enema in the treatment of obstructed defaecation with or without faecal incontinence. Tech Coloproctol 2005; **9**: 217-221（非ランダム）
5) Mohamed H, Wayne C, Weir A, et al. Tube cecostomy versus appendicostomy for antegrade enemas in the management of fecal incontinence in children: a systematic review. J Pediatr Surg 2020; **55**: 1196-1200（メタ）
6) Uno Y. Introducer method of percutaneous endoscopic cecostomy and antegrade continence enema by use of the Chait Trapdoor cecostomy catheter in patients with adult neurogenic bowel. Gastrointest Endosc 2006; **63**: 666-673（横断）

保存的治療で改善しない大腸通過遅延型の慢性便秘症に結腸切除術は有効か？

回答

● 保存的治療で改善しない大腸通過遅延型の慢性便秘症に対する結腸切除術は一定の基準のもとに選択すれば有効である.

解説

保存的治療で改善しない大腸通過遅延型の慢性便秘症は，機能性便秘症（大腸通過遅延型）と非狭窄性器質性便秘症（結腸型）に分類される（BQ 1-1 参照）. 保存治療法では改善しない大腸通過遅延型の慢性便秘症に対する結腸切除の術後満足度は 50〜94％であり[1]，14 文献 2,045 人を対象としたシステマティックレビューでは，術後合併症率 24％，なかでも術後小腸イレウス率 15％で合併症は少なくないもののほとんどの患者が満足していると報告している[2]. これらの報告から高度な大腸通過遅延型の慢性便秘症に対する結腸切除術は適切な適応条件のもとで患者を選択して，適切な術式を施行すれば，術後合併症が比較的多いことに留意する必要はあるが便秘症状の改善に有効といえる.

1. 患者選択

まず CT・MRI 検査などによって器質的変化の進行度の指標となる腸管拡張範囲と程度を評価し，非狭窄性器質性便秘症（結腸型）の診断を得る. 次に，非狭窄性器質性便秘症（結腸型）を疑う所見がない場合，放射線不透過マーカーやシンチグラフィー法にて大腸通過時間検査を行い，通過時間の延長を生理学的に評価することが重要である. 恥骨直腸筋の協調運動障害や直腸瘤などの便排出障害を有する患者は結腸切除では問題が解決されないため排便造影検査やバルーン排出検査などの直腸肛門内圧検査によって除外が必要である. また，肛門括約筋機能不全を伴い便失禁症状を呈する患者は術後の便失禁に悩まされる. 上部消化管運動異常を合併する場合は結腸切除術後の患者満足度が大きく劣るため[3]，上部消化管運動に関する検査にて除外が必要である. 腹部膨満感や腹痛などの過敏性腸症候群の症状を呈する患者やうつ・強迫症などの患者は症状の再発が多いため問診や心理テストなどの評価によって除外する[4〜6]. 上記から大腸通過遅延型の慢性便秘症に対する結腸切除の適応除外となる項目を表 1 に示す[7].

2. 切除範囲

切除範囲による成績を直接比較したランダム化試験の報告はないが，S 状結腸切除や左半結腸切除などの部分切除に比べて結腸全摘の成績が最も良好であるため，結腸全摘＋回腸直腸吻合を推奨する文献が多い[1,8,9]. しかし，区域別結腸通過時間検査の結果に基づいて部分切除を行った場合は結腸全摘とほぼ同等の良好な結果が得られるとの報告がある[10,11]. また，近年では腹腔鏡下結腸亜全摘＋盲腸直腸吻合術は合併症率が 9〜10％と低く，有用とする報告がみられる[12,13].

なお，これらの外科的治療は専門性が高いため手術を専門的に行っている施設での治療を推

表1 大腸通過遅延型の慢性便秘症に対する結腸切除術の適応除外項目

- 証明されていない大腸通過時間の延長
- 便失禁や括約筋機能不全
- 上部消化管運動障害
- 過敏性腸症候群
- 治療されていない便排出障害
- 精神疾患
- オピオイド系薬物の常用
- 神経系疾患

奨する.

文献

1) 日本消化器病学会関連研究会 慢性便秘の診断・治療研究会（編）．慢性便秘症診療ガイドライン 2017．南江堂，東京，2017（ガイドライン）
2) Knowles CH, Grossi U, Chapman M, et al. Surgery for constipation: systematic review and practice recommendations: results Ⅰ: Colonic resection. Colorectal Dis 2017; **19**: 17-36（メタ）
3) Valilevsky CA, Nemer FD, Balcos EG, et al. Is subtotal colectomy a viable option in the management of chronic constipation? Dis Colon Rectum 1988; **31**: 679-681（横断）
4) Kamm MA, Hawley PR, Lennard-Jones JE. Outcome of colectomy for severe idiopathic constipation. Gut 1988; **29**: 969-973（横断）
5) Yoshioka K, Keighley MR. Clinical results of colectomy for severe constipation. Br J Surg 1989; **76**: 600-604（横断）
6) Wexner SD, Daniel N, Jagelman DG. Colectomy for constipaiton: physiological investigaion is the key to success. Dis Colon Rectum 1991; **34**: 851-856（横断）
7) Chaicanavichkij P, Vollebegt PF, Tee SZY, et al. Slow-transit constipation and criteria for colectomy: a cross-sectional study of 1568 patients. BJS Open 2021; **5**: zrab049（横断）
8) Knowles CH, Scott M, Lunniss PJ. Outcome of colectomy for slow transit constipation. Ann Surg 1999; **230**: 627（メタ）
9) Bove A, Bellini M, Battaglia E, et al. Consensus statement AIGO/SICCR diagnosis and treatment of chronic constipation and obstructed defecation (part Ⅱ: treatment). World J Gastroenterol 2012; **18**: 4994-5013（ガイドライン）
10) de Graaf EJ, Gilbert EC, Schouten WR. Role of segmental colonic transit time studies to select patients with slow transit constipation for partial left-sided or subtotal colectomy. Br J Surg 1996; **83**: 648-651（コホート）
11) Ho YH, Tam M, Eu KW, et al. Laparscopic-assisted compared with open total colectomy in treating slow transit constipation. Aust NZJ Surg 1997; **67**: 562-565
12) Macha MR. The feasibility of laparoscopic subtotal colectomy with cecorectal anastomosis in community practice for slow transit constipation. Am J Surg 2019; **217**: 974-978（ケースコントロール）
13) Marchesi F, Sarli L, Percalli L, et al. Subtotal colectomy with antiperistaltic cecorectal anastomosis in the treatment of slow-transit constipation: long-term impact on quality of life. World J Surg 2007; **31**: 1658-1664（横断）

BQ 5-13

保存的治療で改善しない便排出障害型の慢性便秘症に外科的治療は有効か？

回 答

- 術式による差はあるものの保存的治療で改善しない便排出障害型の慢性便秘症に外科的治療は有効である．

解説

　保存的治療で改善しない便排出障害型の便秘症の外科的治療を図1に示した．便排出障害型の慢性便秘症は，機能性便排出障害と器質性便排出障害（非狭窄性器質性便秘症，直腸・肛門障害型）の2つに分けられ（BQ 1-1参照），非狭窄性器質性便秘症の原因は直腸瘤，直腸重積，直腸脱の主に3つがあげられる．

　直腸脱，直腸重積または症状を有する直腸瘤に対して腹腔鏡下 ventral rectopexy（VR）を施行した場合，enterocele の有無にかかわらず症状の改善がみられた[1]．

　直腸瘤による便排出障害に対する tension-free vaginal mesh（TVM）と stapled trans-anal rectal resection（STARR）を比較した論文では，臨床症状は両群ともに全例で軽快していた．TVMを行った19例中4例にメッシュ露出がみられたが局所麻酔下のメッシュ切除で全例治癒した．一方，STARR を行った20例中2例に術後出血がみられたが縫合処置により止血された．1年後の再発率は TVM が5.26%，STARR は30.00%で TVM のほうが有意に再発率が低かった[2]．経肛門的手術を比較した論文では，curved alone staplers（CAS）と combined use of linear staplers（LCS）の比較で，両手術ともに術後の便排出障害スコア（ODS-S）は有意に低下したが，手術手技の容易さに関するスコアリングでは LCS のほうが優れていたと報告している[3]．また，

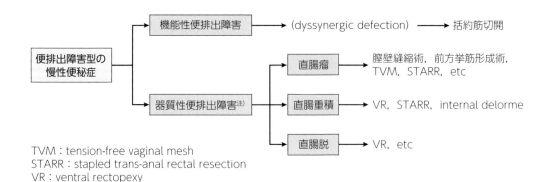

TVM：tension-free vaginal mesh
STARR：stapled trans-anal rectal resection
VR：ventral rectopexy

　　注）本ガイドラインにおける非狭窄性器質性便秘症（直腸・肛門障害型）と同意義である．

図1　便排出障害型の慢性便秘症の外科治療

使用する手術器械の比較では，TRANSTARとdouble STARR PLUSでは術後の臨床症状や機能的な面で両群ともに有意な改善がみられ再発率に差はなかったが，double STARR PLUSのほうが術後疼痛が少なく低コストであったと報告されている[4]．また，アプローチ法の違いでは，経会陰的アプローチと経腟的アプローチを比較した論文で便秘スコアと性生活のQOLは両群で術後有意に改善していたが，経腟的アプローチのほうが有意に優れていたと報告している[5]．

Rome Ⅲ基準に従った機能性便排出障害の患者を薬物療法，バイオフィードバック，電気刺激療法などの保存的治療を行った群と経腹的に肛門挙筋のレベルで内肛門括約筋を切開した手術群で比較し，両群ともにConstipation Scoring System（CSS），Pittsburg Sleep Quality Index（PSQI），Hospital Anxiety and Depression Scale（HADS）は治療後有意に低下していたが，手術群が有意に良好であったという報告がある[6]．

なお，これらの外科的治療は専門性が高いため手術を専門的に行っている施設での治療を推奨する．

文献

1) Jonkers HAF, Poierrie N, Draaisma WA, et al. Laparoscopic ventral rectopexy for rectal prolapse and symptomatic rectocele: an analysis of 245 consecutive patients. Colorectal Dis 2013; **15**: 695-699（横断）

2) Tang S, Yougjun Y, Xipeng Z, et al. Transvaginal mesh and transanal resection to treat outlet obstruction constipation caused by rectocele. Med Sci Monit 2017; **23**: 598-605（横断）

3) Renzi A, Brillantino A, Di Sarno G, et al. Evaluating the surgeons' perception of difficulties of two techniques to perform STARR for obstructed defecation syndrome: a multicenter randomized trial. Surg Innov 2016; **23**: 563-571（ランダム）

4) Paolo B, Sergio A, Contardo V, et al. The evolution of transanal surgery for obstructed defecation syndrome: mid-term results from a randomized study comparing double TST 36 HV and contour TRANSTAR staplers. Am J Surg 2018; **216**: 893-899（ランダム）

5) Mohammed B, Hesham E, Sameh HE, et al. Functional outcome and sexual-related quality of life after transperineal versus transvaginal repair of anterior rectocele: a randomized clinial trial. Dis Colon Rectum 2020; **63**: 527-537（ランダム）

6) Chengguo B, Daiping G, Yanling H. A randomized controlled study: the effects of internal sphincterotomy of the anus on defecation disorders in patients with outlet obstructive and mixed constipation. Ann Palliat Med 2021; **10**: 8718-8727（ランダム）

CQ 5-5

難治性結腸運動機能障害型便秘に対する手術時，術式選択に考慮すべき検査は何か？

推奨

●難治性結腸運動機能障害型便秘に結腸全摘術は有効であるが，胃排出障害あるいはまた直腸排便機能障害を伴う症例に施行してもその十分な有効性は得られがたいため，機能障害の程度を術前に評価することは重要である．胃排出障害の評価法としては，胃排出追跡造影検査が簡便であり推奨する．直腸排便機能障害の評価法としては，排便造影検査ができなかった場合に CT 検査を推奨する．

【推奨の強さ：強（合意率 73%），エビデンスレベル： B 】

解説

　非狭窄性器質性便秘症のひとつである難治性結腸運動機能障害型便秘に対しては，結腸全摘術＋回腸直腸吻合術が標準術式と考えられている[1~3]．Knowles ら[4]は，手術適応基準として①大腸通過時間遅延型便秘であることが確実に証明されていること，②胃排出障害（または胃排出遅延）がないこと，③直腸排便機能障害がないこと，④高度な精神・心理的障害を有さないこと，の4つの条件をあげている．したがって，胃排出障害（または胃排出遅延）あるいはまた直腸排便機能障害を伴う症例に結腸全摘術＋回腸直腸吻合術を施行してもその十分な有効性は得られがたいため，機能障害の程度を術前に評価することは極めて重要である．

　術後 QOL を低下させる重篤な上部消化管運動機能障害は，胃排出障害でその頻度は難治性結腸運動機能障害型便秘手術症例の約 10%と報告されている[5]．胃排出障害の評価法としては，RI 法，^{13}C 呼気試験法，胃排出追跡造影検査などがあげられる．RI 法，^{13}C 呼気試験法は特別な施設でしか行えない検査法で本邦ではまだ保険収載がなされていない．最も簡便な検査法は胃排出追跡造影検査で，ガストログラフィン内服直後と内服1時間後，2時間後に X 線検査を行い，胃内の造影剤の残量の変化を評価する検査法である[5]．胃排泄障害の症状としては，腹部膨満感，腹痛，摂食量の低下，逆流性食道炎などがあげられる．重篤な胃排出障害を伴う症例には，胃内容が十二指腸を通過しないで直接小腸に流入する幽門側胃切除術＋R-Y 再建術[6]によって改善したという報告がある[5]．

　直腸排便機能障害には，機能的障害と器質的障害の2つがある[7]．機能的障害としては恥骨直腸筋の協調障害などの骨盤底に起因する問題が注目されてきたが[8]，病悩期間が長いため摘便しなければ排泄できない固形便が長時間直腸に停滞する症例では，高度な直腸排便機能障害を伴っていることが多く，結腸全摘術＋回腸直腸吻合術を行っても術後人工肛門造設術を必要とする症例が多い[5,9]．直腸排便機能障害の評価法としては，排便造影検査が有効と考えられてきたが，難治性便秘のため十分な前処置ができないことが多く，実際には検査施行困難例が多かった．そのような症例では，回腸直腸吻合術の是非の判断に CT 検査が有効であったという報告がある[5]．

　器質的障害としては，直腸脱，直腸瘤，直腸重積などがあげられるが，それぞれに対する有

効な外科治療法はすでに確立されている．しかし，その専門性が高いため手術を専門的に行っている施設での治療を推奨する．

■ 文献 ■

1) Wang DY, Lin JJ, Xu XM, et al. The role of hand-assisted laparoscopic surgery in total colectomy for colonic inertia: a retrospective study. J Korean Surg Soc 2013; **85**: 123-127
2) Li F, Fu T, Tong W, et al. Effect of different surgical options on curative effect, nutrition, and health status of patients with slow transit constipation. Int J Colorectal Dis 2014; **29**: 1551-1556
3) Dudekula A, Huftless S, Bielefeldt K. Colectomy for constipation: time trends and impact based on the US Nation-wide Inpatient Sample, 1998-2011. Aliment Pharmacol Ther 2015; **42**: 1281-1293
4) Knowles CH, Grossi U, Chapman M, et al. Surgery for constipation: systematic review and practice recommendations: results I : Colonic resection. Colorectal Dis 2017; **19** (Suppl 3): 17-36
5) Kawahara H, Omura N, Akiba T. The usefulness of preoperative evaluation for intractable slow transit constipation by computed tomography. J Anus Rectum Colon 2021; **5**: 144-147
6) Inokuchi M, Kojima K, Yamada H, et al. Long-term outcomes of Roux-en-Y and Billroth-I reconstruction after laparoscopic distal gastrectomy. Gastric Cancer 2013; **16**: 67-73
7) 日本消化器病学会関連研究会 慢性便秘の診断・治療研究会（編）．慢性便秘症診療ガイドライン 2017．南江堂．東京．2017（ガイドライン）
8) Rao SS, Bharucha AE, Chiarioni G, et al. Anorectal disorders. Gastroenterology 2016; **150**: 1430-1442
9) Bernini A, Madoff RD, Lowry AC, et al. Should patients with combined colonic inertia and nonrelaxing pelvic floor undergo subtotal colectomy? Dis Colon Rectum 1998; **41**: 1363-1366

慢性便秘症の病態に応じた治療法は有効か？

推 奨
●病態に応じた治療は有効であり，慢性便秘症は病態生理に沿ったエビデンスに基づいた治療を行うことを推奨する． 【推奨の強さ：強（合意率 73%），エビデンスレベル： B 】

解説

　慢性便秘症のマネージメントについて論じた海外報告は多数存在する．いずれの報告も，慢性便秘症の治療にはステップがあり，（病態にかかわらず）まずは生活習慣の改善（食物繊維摂取，水分摂取，適度な運動）である[1~3]．次に効果が得られない場合，大腸通過時間検査と直腸肛門内圧検査（バルーン排出テストを含む）による病態分類を行う．大腸通過正常型（normal transit constipation：NTC）および大腸通過遅延型（slow transit constipation：STC）であれば膨張性下剤，浸透圧性下剤（マグネシウム製剤やポリエチレングリコール），必要に応じて刺激性下剤を用い，反応性に乏しければ上皮機能変容薬や胆汁酸トランスポーター阻害薬の使用を検討する[1,2]．一方で便排出障害型の場合，バイオフィードバック療法，排便造影検査で解剖学的異常（直腸瘤や小腸瘤など）があれば外科治療を検討する．特に骨盤底筋協調運動障害に対するバイオフィードバック療法の有用性を示す RCT は多数存在し[4~7]，これらと NTC/STC を鑑別することの重要性を強調する報告もある[8~9]．最後に上記治療で効果が得られない場合，大腸内圧検査を行って結腸蠕動障害（結腸無力症 colonic inertia）であれば結腸亜全摘を考慮する．以上のように，海外ではまず各種検査による病態分類が優先され，そのうえで病態に応じた治療法（薬物治療，バイオフィードバック療法，外科治療）が検討されている[1~3]．一方，本邦では，病態を分類に必須な検査は普及しておらず，症状から「排便回数減少型」か「排便困難型」に鑑別したうえで，まず投薬治療が行われている．改善がない場合に各種検査による病態分類が行われており，現状では海外と本邦で治療戦略が異なることに留意が必要である．

　近年，慢性便秘症に対する様々な新規治療薬が登場し，機能性便秘症（FC），便秘型過敏性腸症候群（IBS-C），オピオイド起因性便秘症（OIC）に対するエビデンスが多数報告されている．

　最近のレビューでは[3]，生活習慣の改善（食物繊維摂取，水分摂取，適度な運動）で治療効果が得られない場合，まずは通常下剤（浸透圧性下剤，刺激性下剤）を用いることが提唱されている．浸透圧性下剤は FC において有効[10]，特にポリエチレングリコールはラクツロースより有効[11]である一方，IBS-C に対するエビデンスはない．また，刺激性下剤についてもエビデンスは FC に限られ（ピコスルファートナトリウム[12]とビサコジル[13]のみ），現時点では IBS-C に対するエビデンスはない．

　一方，上皮機能変容薬（リナクロチド，プレカナチド，ルビプロストン）の位置づけは，通常下剤（浸透圧性下剤，刺激性下剤）が無効な場合である．リナクロチドとプレカナチド（グアニル酸シクラーゼ C アゴニスト）は FC および IBS-C においてのエビデンスが十分示されている[14~20]（プレカナチドは本邦では未承認）．ルビプロストン（Cl チャネルアクチベーター）は FC および IBS-C，OIC において有用性が示されている[21]．プルカロプリド（5-HT$_4$ アゴニスト）は FC や

OIC におけるエビデンスがあるが IBS-C におけるエビデンスはない（本邦では未承認）．なお，ナロキセゴール，メチルナルトレキソン，ナルデメジン（PAMORAs：末梢 μ オピオイド受容体拮抗薬）は OIC に対して有用である[22]．ルビプロストンやプルカロプリドも OIC に対するエビデンスがあるため，（議論の余地はあるものの）OIC の治療には通常下剤，無効ならルビプロストンやプルカロプリド，その次に PAROMAs を用いることを Aziz らは提唱している[3]．

エロビキシバット（胆汁酸トランスポーター阻害薬）は海外において LDL 低下作用を期待されて開発が始まったが，排便に対する作用の有効性のほうが期待できたことから慢性便秘症の治療薬として開発が開始された．生体成分である胆汁酸の作用により排便効果が期待できる薬剤であり，大腸に流入する胆汁酸を増やすことで大腸蠕動亢進と便の軟化を促す作用がある．本邦の RCT では FC に対する有用性および長期的な忍容性が示されており[23]，現在，本邦および東南アジアの一部地域で用いることができる治療薬である．近年，慢性便秘症では胆汁酸が減少していることが報告されており[24,25]，このような背景を持つ患者における有効性の有無についてもエビデンスを集積する必要がある．また，作用機序から考えると大腸運動が低下している病態においてより適していると考えられ，糖尿病[26]・パーキンソン病[27]，透析[28] などにおいて大腸通過時間の遅延が報告されていることから，今後，このような背景の患者における有効性の有無についてエビデンスを蓄積する必要がある．

慢性便秘症では健常者と比べ便意が有意に消失しており，便意の改善が治療満足度につながるとする大規模観察研究が近年報告された[29]．直腸に胆汁酸を注入すると便意の閾値を下げる（便意を感じやすくなる）という健常人のデータがあり[30]，胆汁酸を介しての便意改善に着目した治療が，今後の「患者満足度」を上げる治療につながる可能性がある．

本邦では専門検査を施行できる施設が限られているため，欧米ほど厳密な病態鑑別ができないのが現状である．そのなかでもいかに病態を考えながら治療戦略を立てるかが臨床現場で重要である．

■ 文献 ■

1) Camilleri M, Bharucha AE. Behavioural and new pharmacological treatments for constipation: getting the balance right. Gut 2010; **59**: 1288-1296

2) Leung L, Riutta T, Kotecha J, et al. Chronic constipation: an evidence-based review. J Am Board Fam Med 2011; **24**: 436-451

3) Aziz I, Whitehead WE, Palsson OS, et al. An approach to the diagnosis and management of Rome IV functional disorders of chronic constipation. Expert Rev Gastroenterol Hepatol 2020; **14**: 39-46

4) Heymen S, Scarlett Y, Jones K, et al. Randomized, controlled trial shows biofeedback to be superior to alternative treatments for patients with pelvic floor dyssynergia-type constipation. Dis Colon Rectum 2007; **50**: 428-441（メタ）

5) Chiarioni G, Whitehead WE, Pezza V, et al. Biofeedback is superior to laxatives for normal transit constipation due to pelvic floor dyssynergia. Gastroenterology 2006; **130**: 657-664（メタ）

6) Rao SS, Seaton K, Miller M, et al. Randomized controlled trial of biofeedback, sham feedback, and standard therapy for dyssynergic defecation. Clin Gastroenterol Hepatol 2007; **5**: 331-338（メタ）

7) Rao SS, Valestin J, Brown CK, et al. Long-term efficacy of biofeedback therapy for dyssynergic defecation: randomized controlled trial. Am J Gastroenterol 2010; **105**: 890-896（ランダム）

8) Vazquez Roque M, Bouras EP. Epidemiology and management of chronic constipation in elderly patients. Clin Interv Aging 2015; **10**: 919-930

9) Rao SS, Rattanakovit K, Patcharatrakul T. Diagnosis and management of chronic constipation in adults. Nat Rev Gastroenterol Hepatol 2016; **13**: 295-305

10) Ford AC, Suares NC. Effect of laxatives and pharmacological therapies in chronic idiopathic constipation: systematic review and meta-analysis. Gut 2011; **60**: 209-218（メタ）

11) Attar A, Lémann M, Ferguson A, et al. Comparison of a low dose polyethylene glycol electrolyte solution

with lactulose for treatment of chronic constipation. Gut 1999; **44**: 226-230（メタ）

12）Mueller-Lissner S, Kamm MA, Wald A, et al. Multicenter, 4-week, double-blind, randomized, placebo-controlled trial of sodium picosulfate in patients with chronic constipation. Am J Gastroenterol 2010; **105**: 897-903（メタ）

13）Kamm MA, Mueller-Lissner S, Wald A, et al. Oral bisacodyl is effective and well-tolerated in patients with chronic constipation. Clin Gastroenterol Hepatol 2011; **9**: 577-583（メタ）

14）Chey WD, Lembo AJ, Lavins BJ, et al. Linaclotide for irritable bowel syndrome with constipation: a 26-week, randomized, double-blind, placebo-controlled trial to evaluate efficacy and safety. Am J Gastroenterol 2012; **107**: 1702-1712（メタ）

15）Lembo AJ, Schneier HA, Shiff SJ, et al. Two randomized trials of linaclotide for chronic constipation. N Engl J Med 2011; **365**: 527-536（メタ）

16）Rao S, Lembo AJ, Shiff SJ, et al. A 12-week, randomized, controlled trial with a 4-week randomized withdrawal period to evaluate the efficacy and safety of linaclotide in irritable bowel syndrome with constipation. Am J Gastroenterol 2012; **107**: 1714-1724. quiz: 1725（メタ）

17）Quigley EM, Tack J, Chey WD, et al. Randomised clinical trials: linaclotide phase 3 studies in IBS-C - a pre-specified further analysis based on European medicines agency-specified endpoints. Aliment Pharmacol Ther 2013; **37**: 49-61（メタ）

18）Brenner DM, Fogel R, Dorn SD, et al. Efficacy, safety, and tolerability of plecanatide in patients with irritable bowel syndrome with constipation: results of two phase 3 randomized clinical trials. Am J Gastroenterol 2018; **113**: 735-745（メタ）

19）DeMicco M, Barrow L, Hickey B, et al. Randomized clinical trial: efficacy and safety of plecanatide in the treatment of chronic idiopathic constipation. Therap Adv Gastroenterol 2017; **10**: 837-851（メタ）

20）Miner PB, Koltun WD, Wiener GJ, et al. A randomized phase III clinical trial of plecanatide, a Uroguanylin analog, in patients with chronic idiopathic constipation. Am J Gastroenterol 2017; **112**: 613-621（メタ）

21）Li F, Fu T, Tong WD, et al. Lubiprostone is effective in the treatment of chronic idiopathic constipation and irritable bowel syndrome: a systematic review and meta-analysis of randomized controlled trials. Mayo Clin Proc 2016; **91**: 456-468（メタ）

22）Luthra P, Burr NE, Brenner DM, et al. Efficacy of pharmacological therapies for the treatment of opioid-induced constipation: systematic review and network meta-analysis. Gut 2019; **68**: 434-444（メタ）

23）Nakajima A, Seki M, Taniguchi S, et al. Safety and efficacy of elobixibat for chronic constipation: results from a randomised, double-blind, placebo-controlled, phase 3 trial and an open-label, single-arm, phase 3 trial. Lancet Gastroenterol Hepatol 2018; **3**: 537-547（メタ）

24）Sakakibara R, Odaka T, Uchiyama T, et al. Colonic transit time and rectoanal videomanometry in Parkinson's disease. J Neurol Neurosurg Psychiatry 2003; **74**: 268-272

25）Nakajima A, Ishizaki S, Matsuda K, et al. Impact of elobixibat on serum and fecal bile acid levels and constipation symptoms in patients with chronic constipation. J Gastroenterol Hepatol 2022; **37**: 883-890（横断）

26）Jung HK, Kim DY, Moon IH, et al. Colonic transit time in diabetic patients-comparison with healthy subjects and the effects of autonomic neuropathy. Yonsei Med J 2003; **44**: 265-272（横断）

27）Sakakibara R, Odaka T, Uchiyama T, et al. Colonic transit time and rectoanal videomanometry in Parkinson's disease. J Neurol Neurosurg Psychiatry 2003; **74**: 268-272（横断）

28）Wu MJ, Chang CS, Cheng CH, et al. Colonic transit time in long-term dialysis patients. Am J Kidney Dis. 2004; **44**: 322-327（横断）

29）Ohkubo H, Takatsu T, Yoshihara T, et al. Difference in defecation desire between patients with and without chronic constipation: a large-scale internet survey. Clin Transl Gastroenterol 2020; **11**: e00230（横断）

30）Bampton PA, Dinning PG, Kennedy ML, et al. The proximal colonic motor response to rectal mechanical and chemical stimulation. Am J Physiol Gastrointest Liver Physiol 2002; **282**: G443-G449（コホート）

索引

便通異常症診療ガイドライン 2023 — 慢性便秘症

2023 年 7 月 13 日　第 1 刷発行	編集者　日本消化管学会
2024 年 8 月 25 日　第 4 刷発行	発行者　小立健太

発行所　株式会社 南 江 堂
〒113-8410 東京都文京区本郷三丁目 42 番 6 号
☎(出版)03-3811-7198　(営業)03-3811-7239
ホームページ https://www.nankodo.co.jp/
印刷・製本 日経印刷
装丁 葛巻知世(Amazing Cloud Inc.)

Evidence-Based Clinical Practice Guidelines for Chronic Constipation 2023
© The Japanese Gastroenterological Association, 2023